U0299167

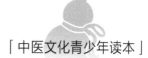

「中医文化青少年读本」

中医之术

本草方药·针灸推拿

■ 孙　蓉·李晓宇·张亚囡/著

山东城市出版传媒集团·济南出版社

图书在版编目（CIP）数据

中医之术：本草方药·针灸推拿/孙蓉，李晓宇，张亚囡著. -- 济南：济南出版社，2017.4（2022.11重印）
（中医文化青少年读本）
ISBN 978-7-5488-2514-2

Ⅰ.①中… Ⅱ.①孙… ②李… ③张… Ⅲ.①中医学－青少年读物 Ⅳ.①R2-49

中国版本图书馆CIP数据核字（2017）第091845号

中医文化青少年读本：中医之术——本草方药·针灸推拿

孙　蓉　李晓宇　张亚囡/著

出版人/崔　刚
策　　划/张　彤　张元立　匡建民
产品监制/陈高潮　于风华
产品运营/王忠青
责任编辑/戴梅海　朱　琦　范玉峰
责任校对/刘雅稚　董傲囡
装帧设计/戴梅海
音频编写/刘晓天
音频播音/蒋　伟

出版发行　济南出版社
地　　址　济南市二环南路1号 250002
网　　址　www.jnpub.com
发行电话　（0531）67817923　86131701
　　　　　　　　　　86131728　86131704
经　　销　各地新华书店

印　　刷　济南鲁艺彩印有限公司
成品尺寸　170×240毫米
印　　张　9.25
字　　数　145千字
版　　次　2017年4月第1版
印　　次　2022年11月第3次印刷
定　　价　36.00元

前　言

中医药根植于中华文化的沃土，是中华文明的结晶。习近平主席强调，中医药学凝聚着深邃的哲学智慧和中华民族几千年的健康养生理念及其实践经验，是中国古代科学的瑰宝，也是打开中华文明宝库的钥匙。青少年是祖国的未来、民族的希望，是实现民族复兴梦的中坚力量。因此，让青少年掌握中医药文化的这把钥匙，进而传承和弘扬中华文化，是当代青少年教育的重要任务。

为贯彻《中医药发展战略规划纲要（2016—2030）》、《中国的中医药》（国务院2016年白皮书）的精神，由山东省中医药界、教育界、出版界的专家、学者专门组成专家委员会和编委会，历经数次探讨论证，几易其稿，共同策划出版了《中医文化青少年读本》（全三册）。分别为：《中医之史——大医精诚·名家辈出》由世界中医药学会联合会医养结合专业委员会副会长、山东名中医药专家、山东大学附属山东省肿瘤医院匡建民主任医师担纲，以习近平主席总结的中华民族传统文化核心价值为指导思想，用深入浅出的语言讲述中医历史文化故事。通过历代名医的成长历程，彰显大医精诚、医者仁心的优秀传统，使青少年从中得到人生的启迪，从而引发对中医的热爱。《中医之本——阴阳五行·望闻问切》由中华中医药学会首席健康科普专家、山东中医药大学刘更生教授担纲，以中医对生命的认知为主线，用中医的整体观念、阴阳五行、病因、四诊、体质等根本理念，阐释了生命过程、身体结构、脏腑功能、生理活动等内容，并联系生活实际，讲明中医独特的整体观、诊病方法以及对健康的认识。构思匠心独运，内容生动有趣。《中医之术——本草方药·针灸推拿》由泰山学者、山东省中医药研究院孙蓉研究员担纲，依据食药同源理论，贴近生活，体现了中医药"未病先防，既病防变，瘥后防复"的理念。《中医文化青少年读本》（全三册）如同一棵大树，根入大地、主干清晰、树冠繁茂，完美地呈现出与中华优秀传统文化密不可分的联系。

本丛书作为山东省首套青少年中医药普及读本，得到了山东省中医药管理部门的大力支持。出版之时，恰逢《中华人民共和国中医药法》公布施行。习近平主席告诫我们，"靡不有初，鲜克有终"。我们将在丛书的基础上，采用多种展现方式，以大力弘扬中医药传统文化、尊古传承为己任，让更多的青少年在阅读中领略传统文化的魅力，在实践中体悟传统文化的精髓，在成长中不断汲取传统文化的营养，做"有根"的中国娃，做健康的中国人！

目　录

本草藏香

　　中药包括植物药、动物药和矿物药，是中医之术的重要组成部分。中药以中医理论为基础，具有独特的应用形式。

　　中药作为祖国医学的重要组成部分，为中华民族的繁衍昌盛做出了不可磨灭的贡献。中药是中国人养生保健、防病治病的重要手段。中医药文化植根于中国人的日常生活，与哲学、饮食、文学、民俗等紧密相连。

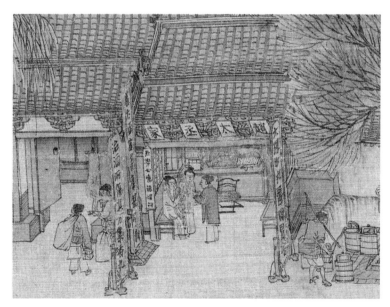

《清明上河图》中的"赵太丞家"药铺

第一章 / 问世间"中药"为何物

　　中药在我国有着悠久的应用历史，它产生于我国古代劳动人民的生产生活实践，经过历代医家的探索研究，吸收了各民族传统医药学的精髓。

　　中医典籍和文献记录了我国人民在中医药学方面的智慧创造和卓越贡献，很多中草药的疗效不但经受住了长期医疗实践的检验，而且也已被现代科学研究证实。

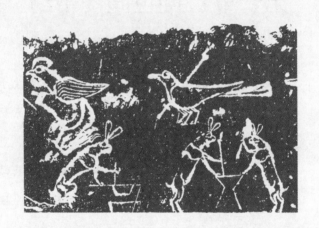

第一节 "中药"名称的由来

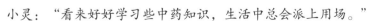导 入

素素："你看看下面这张图中有什么？"

小灵："有一本书，有各种草根、叶片、果子、花瓣，还有石头罐子和小碗等。"

素素："哈哈，这些中药，你看看，有认识的吗？"

小灵："我认识罗汉果！尝起来甜甜的，嗓子疼可以拿它泡水喝，我一看见它，就会想起少林十八罗汉……"

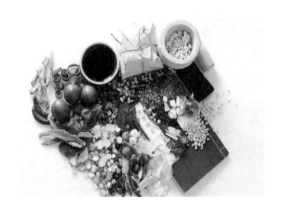

素素："罗汉果与少林寺里的罗汉没有关系，它有清肺止咳的功效，能治嗓子疼、咳嗽。"

小灵："看来好好学习些中药知识，生活中总会派上用场。"

素素："那我们一起行动起来吧。"

中医学堂

1. 什么是中药

中药在我国古代被称为"本草"，"本草"一词，沿用至今已有两千多年之久。人们习惯把凡是以中国传统医药理论指导采集、炮（páo）制、制剂，以及临床应用的药物，统称为中药，包括植物药、动物药、矿物药。我们常见的薄荷、艾叶、野菊花、山楂、莲子、人参、桂皮等，它们主要对应为植物的全草、枝叶、花、种子、果实、根茎、树皮等，这些都是临床应用较广、较为常见的一类中药。

动物药占中药比例不大，但作用突出，多属于药性较为强烈之品，如产生于动物体内的牛黄（牛的胆囊结石）、马宝（马的胃肠道结石）等，昆虫类药物蜈蚣、全蝎等。

矿物类中药一般取自天然矿石，部分为加工产物，如石膏、朱砂等。我国是最早制造并应用化学制品类药物的国家。我们所说的"炼丹术"，其中就有将药物加温升华的制药方法，其历史可以追溯至战国时代。9～10世纪，我国炼丹术传入印度、阿拉伯，12世纪传入欧洲。现在，我们仍在应用的轻粉、铅丹就属于此类化学制品类中药。

2. 中药为何称为"本草"

古代以"草"或"草本"作为植物的代称，自秦汉时期的《神农本草经》问世以来，"本草"一词就有了特殊的含义。《说文解字》云："药，治病草，从草。"这也反映了中药最初以植物药为主的状况。虽然以后又发现了动物药、矿物药，但"草为药之本"的概念一直被保留下来。这就是后世把药物

桑树上的药材

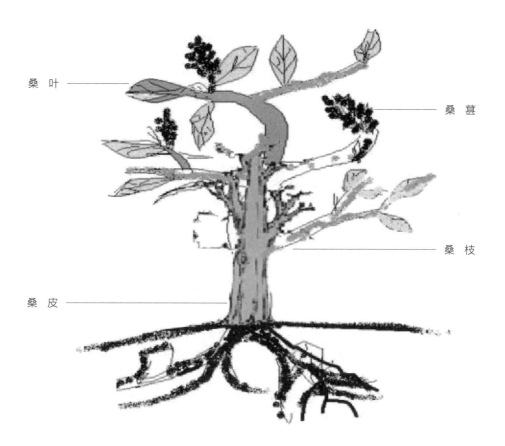

桑叶

桑葚

桑枝

桑皮

称为"本草"的由来。五代时的韩保昇说："药有玉石草木虫兽，而直言本草者，草药类为最多也。"也就是说中药有植物药、动物药、矿物药，但是其中的植物药占绝大多数。因此，自古相沿把中药称为"本草"。

3. 中药的名字是怎么来的

中药命名有的是根据它的突出特点，有的是根据入药部位、采收季节，有的是因产区品质好而以产地冠名，有的是根据药物生长特性或是原语种音译过来。从中药的名称中，可帮助我们了解一些药物的药性。

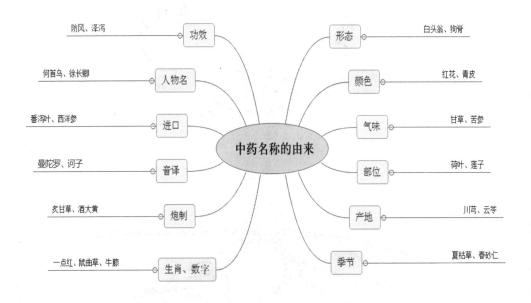

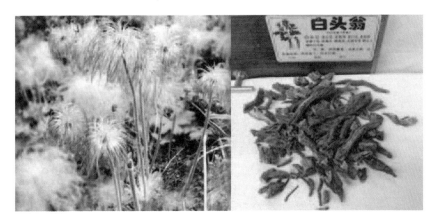

因"近根处有白茸，状似白头老翁"而得名的白头翁

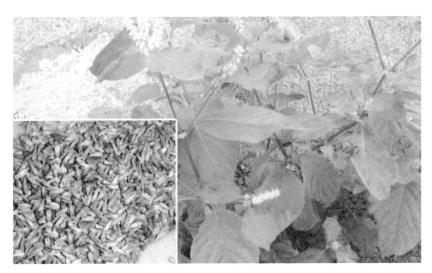

因茎节粗而膨出，状似牛的膝关节而得名的牛膝

中医书架

中药、西药和民族药

中药是指在中医药理论指导下，用以预防、治疗疾病并具有康复与保健作用的天然药物及其加工代用品。随着现代医学的发展，中药也在不断进步，有时候，中药也会作为西药的成分之一，中药、西药共同为人们的健康服务。

如麻黄，全草质茎入药时，它是辛味的，属温性，主要归肺和膀胱经，用于发散风寒、平喘止咳和利尿消肿，所以中医在临床上把它用于治疗风寒感冒，或者由风寒引起的咳嗽气喘和水肿。按照这样的理论来认识、使用麻黄，它就是一味中药。如果把麻黄作为原料，提取里面的生物碱（麻黄碱、伪麻黄碱）来应用，制成我们常用的感冒药——新康泰克等，那么麻黄就是作为西药的成分之一在使用。

我们国家除了有中药，还有藏药、蒙药、壮药、傣药等民族药，有些药物中医使用，民族医药也使用，但两者的用途不尽相同。如诃子，中药里用它来治疗久病体虚的咳嗽气喘和由脾胃虚弱引起的腹泻等病证。在藏药或蒙药中，诃子被称为"百药之王"，可用于很多疾病的治疗，有补虚、强身、健胃等功效。因此，不同的医学理论体系对药物的认识不同，不同药物搭配使用，导致其功效也有差别。

药店飞龙

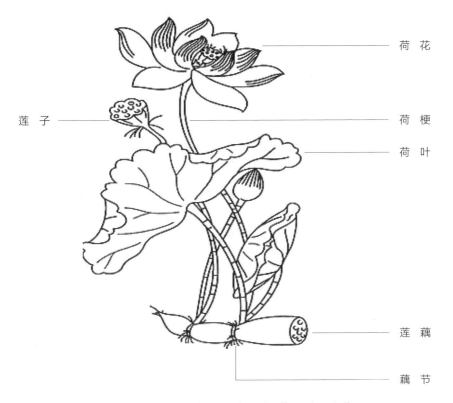

莲的全身都是宝，根、叶、花、子都可入药

中医趣谈

杏林春满

相传，三国时福建侯官（今福州）有位医生叫董奉，医术很高，与当时的华佗、张仲景齐名，号称"建安三神医"。他隐居江西庐山，给人治病从不收钱，但要求被治好的重病患者每人种植杏树五棵，轻病患者治愈后每人种一棵。多年后，被治愈者成千上万，种下的杏树有十几万棵，蔚然成林。董奉在此修身养性，这片杏林被称为"董仙杏林"。

每逢杏熟，董奉张榜公告，凡是到此买杏者不收银钱，而是用稻谷换取，一斗稻谷换一斗杏。董奉又将换来的稻谷全部用来救济平民百姓。这样一来，董奉更是闻名遐迩。庐山一带的百姓在董奉去世后，便在杏林中设坛祭祀这位仁慈的医生。因此，后世常用"杏林春满""誉满杏林"等词称颂医生医术高明和医德高尚。

杏林春满

名言谚语

1. 红枣益气脾胃健，蜂蜜润肺气还原。

2. 滋肾补肝明目好，枸杞煮粥受称道。

动动脑、动动手

用一两句话谈谈你对中药的初步认识。

第二节　中药的起源和发展

导　入

素素："'马钱子、决明子、苍耳子，还有莲子、黄药子、苦豆子、川楝子'……'炼成什么丹，揉成什么丸，鹿茸切片不能太薄，老师傅的手法不能这样乱抄'……"

小灵："等等，你在念绕口令吗？"

素素："我在唱《本草纲目》啊。"

小灵："《本草纲目》还有说唱版？"

素素："有啊，周杰伦的《本草纲目》你没有听过吗？'龟苓膏、云南白药，还有冬虫夏草，自己的音乐，自己的药，分量刚刚好……'"

小灵："听起来满满的'中国风'啊。"

素素："歌里唱了十六味中药呢。"

小灵："这其中的学问还真不少呢。"

素素："快翻开《本草纲目》，多看一些善本书……已扎根千年的汉方，有别人不知道的力量……"

小灵："太有趣了，咱们赶紧继续学习中药知识吧。"

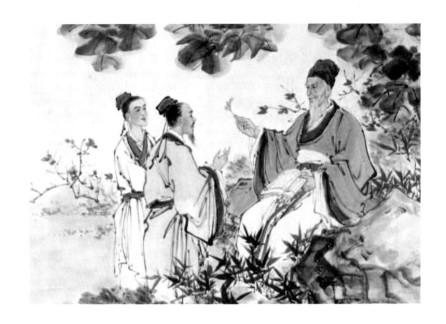

⚊ 中医学堂

一、中药的起源

中药起源于我国劳动人民长期的生产生活实践，发现中药的历史也是我们祖先探索大自然的历史。

1. 中药的创始人——神农氏

原始社会生存环境恶劣，我们的祖先在寻找食物的过程中，逐步积累了辨识食物和药物的经验，对植物药、动物药的认识不断增强。这就是早期中药的发现。随着人类社会发展，人们逐步区分出食物、药物和毒物。

《史记》中记载，神农氏在深山遇到茂盛的草木时，就用鞭子抽打，直到打出津液，然后他再尝一尝，便可知道其药性。民间传说神农尝百草，尝到一种断肠草，因此死去。此传说在《淮南子·修务训》也有记载，书中记述道：

"神农尝百草之滋味,一日而遇七十毒。""神农尝百草"虽属传说,但也侧面反映出药物发现及经验积累的实践过程。这一过程经历了漫长历史时期和无数次反复实践,许多药物知识得以认识,并被记载下来。随着药物知识积累越来越丰富,并不断得到后人的验证,逐步以书籍的形式固定下来,这就是最早的中草药学经典之作《神农本草经》。

2. 中医药膳鼻祖——伊尹

相传,首创中药汤液的是商代的伊尹。晋代名医皇甫谧在《针灸甲乙经》序中云:"伊尹以亚圣之才,撰用《神农本草》,以为汤液。"他认为伊尹既精通医学,又兼通烹饪,将烹调技术与养生相结合,开创后代"药食同源"之先河。汤液创制,改变了中药服用方法,极大地增强了药物疗效,而且降低了药物毒副作用,标志着方剂的诞生。之后,中药汤剂作为中药常用剂型之一得以流传,并不断发展。

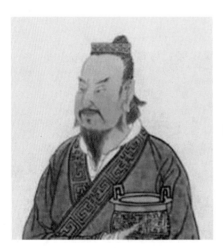

伊尹像

治大国若烹小鲜

二、中药的发展

随着历史的发展，人们用药知识和经验逐渐丰富，中医药文化被以本草典籍和文献资料的方式加以记录，较完整地保存和流传下来，成为中华民族优秀文化宝库中的重要内容。

1. 我国最早的本草专著——《神农本草经》

《神农本草经》大概于西汉末年至东汉初年成书，是汉以前药学知识与经验的第一次大总结，共收载药物365种，按功效分为上、中、下三品，后世本草著作无不以此为宗。

2. 本草学第二次总结——《本草经集注》

我们遇到生字时，会去查《新华字典》，按部首或是拼音检索。那么，遇到一味不认识的中药又该如何检索呢？前面我们说《神农本草经》是按药物功效分类，如果我们不知道其功效，只知道它是属于植物类药，怎么办呢？《本草经集注》中的药物自然属性分类法解决了这个问题。

南北朝时，陶弘景在《神农本草经》基础上撰成《本草经集注》，所载中药数量较前书多了一倍，达730种。该书首创按药物自然属性分类法与"诸病通用药"，列举了黄疸等80多种疾病的通用药物，为本草学进一步发展做出巨大贡献。

3. 世界上第一部官修本草——《新修本草》

世界上第一部由国家编撰颁布的药典是我国的《新修本草》。《新修本草》是我国本草学第三次总结，公元659年由唐朝政府主持修订颁布，比公元1542年欧洲《纽伦堡药典》早800余年。全书载药850种，采用图文并茂的表现方法,对世界医药学发展有重要影响。公元731年传入日本,并广为流传。该书现仅存残卷的影印本,但其内容在后世本草与方药书中多有体现。

4. 我国现存最早的临床医学百科全书——《千金方》

孙思邈被后世尊奉为"药王",道教宫观里有"药王殿",民间有"药王庙"。

孙思邈在药物学研究方面倾注了大量的心血,从药物的采集、炮制到药性认识,从方药的组合配伍到临床治疗,在参考前人医药文献的基础上,结合自己数十年的临床心得,写成了两部医学巨著——《千金要方》和《千金翼方》,合称《千金方》。

孙思邈所著《千金方》是我国现存最早的临床实用医学百科全书,从基础理论到临床各科,理、法、方、药齐备,《千金方》被后人称为"方书之祖",更被国外学者推崇为"人类之至宝"。

5. 本草学第四次总结——《证类本草》

北宋著名药学家唐慎微,医术精湛、医德高尚。他对患者不分贵贱,为人治病不避寒暑风雨,有召必往,常常不取诊金,只求以名方秘录为酬。每次他在经史诸书中得到一方一药,一定记录并多方考求,从而积累了丰富的药学资料,对发展药物学和收集民间单验方做出了很大贡献。

唐慎微在多年收集整理的基础上,编成《经史证类备急本草》,简称《证类本草》,是我国宋以前本草学集大成之著作。问世后,历朝修刊,并数次作为国家法定本草药典颁布,沿用近500年之久。

《证类本草》中收录了张仲景以来至北宋时期历代名家的方论、民间验方和自己临床验之有效的处方,共3000余条,分别附于有关药物之下,便于医生在学习时使用。唐氏以此法收载药方，开创"方药对照"之先河，成为后世本草学著作编写的范例。

6. 中国古代百科全书——《本草纲目》

李时珍是明朝杰出的医药学家，他所著的《本草纲目》被英国著名生物学家达尔文称为"1596年的百科全书"。

李时珍在多年苦读医书和行医中发现，古代本草类书籍问题颇多，认为有必要在以前本草书的基础上进行修改，同时补充宋代以来不断增加的外来药物。为实现这一目标，李时珍对各种药物进行了实地调研，边收集标本，边临床实践，同时参阅了各家书籍，结合自身经验，历时27年，三易其稿，终于在公元1578年编撰完成《本草纲目》。在李时珍去世3年后，即1596年，该书才得以正式出版。

《本草纲目》为本草学集大成之作，刊行后，很快流传到日本、朝鲜等国，又先后被译成英、法、德、拉丁等多种文字。

7. 中药学的近现代发展

鸦片战争以后近百年来，由于西医学的传入，传统中药学的发展遇到了严重阻力，呈现出缓慢发展状态。

新中国成立后，国家先后组织各方面专家保存整理古典医药专籍，先后编写了《中药志》《全国中草药汇编》《中药大辞典》等多部大型著作。近年来，随着中医药学方面的中外交流增多，中医药学在国外也日益受到重视。

每年诺贝尔奖"花落谁家"成为全世界关注的焦点。2015年，中国科学家屠呦呦获得了该年度的诺贝尔生理学或医学奖，这是中国医学界迄今为止获得的最高奖项，也是中医药成果获得的最高奖项。她带领团队从《肘后备急方》等中医古典文献中获取灵感，先驱性地发现了青蒿素。"青蒿素是传统中医药送给世界人民的礼物"，传承几千年的中医药文化再次让世界感受到了它的魅力。

中医药是中华文明几千年的创造和积累，这座宝库中还有很多"珍宝"等待着我们去发掘，我们须在传承的基础上创新与创造，为人民的医疗保健贡献力量。

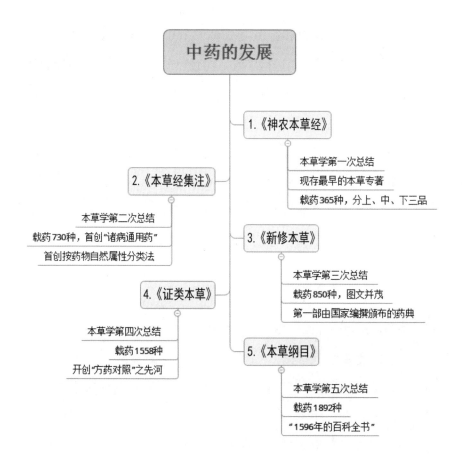

🔯 **中医书架**

中药名写成的"四季歌"

> 春风和煦满常山，芍药天麻及牡丹；
>
> 远志去寻使君子，当归何必找泽兰。
>
> 端阳半夏五月天，菖蒲制酒乐半年；
>
> 庭前娇女红娘子，笑与槟榔同采莲。
>
> 秋菊开花遍地黄，一回雨露一茴香；
>
> 扶童去取国公酒，醉倒天南星大光。
>
> 冬来无处可防风，白芷糊窗一层层；
>
> 待到雪消阳起石，门外户悬白头翁。

这诗歌叫作"四季歌"，描述了一年四季的景色变化，其中还加入了20多味中药的药名呢，同学们能列举出这首"四季歌"中包含了哪些中药吗？

🔯 **中医趣谈**

"林妹妹"吃什么药

"林妹妹"即林黛玉，她是《红楼梦》中的主要人物之一，书中描述她的身子骨非常柔弱。那么，"林妹妹"的身体究竟是出了什么问题呢？

原来，林黛玉自幼就弱不禁风，既抵挡不了风寒，也耐受不了暑热，还有腮部发红、睡觉时出汗、咳嗽带血等症状，按照现代医学的诊断标准，她应该是患了肺结核病，但是在她生活的年代，既没有"肺结核"这种病名，也没有专门的抗结核药物，所以医生给她诊断为"气血不足"，让她服用一种叫作"天王补心丹"的中成药。这天王补心丹里面含有地黄、茯苓、人参、远志、当归、杜仲等中药材，可以有效缓解林黛玉的一系列症状。在当时的医学水平之下，"林妹妹"吃的这个天王补心丹也是对症的药物了。

名言谚语

1.知母贝母款冬花，专治咳嗽一把抓。

2.枸杞补身还童年，五味提神又保肝。

动动脑、动动手

1.梳理中药起源与发展的脉络，试着画一幅简图。

2.课下收集有关中药起源与发展的有趣故事或图片资料。

百足之虫死而不僵

第二章 / 药食同源

《黄帝内经太素》中写道："空腹食之为食物，患者食之为药物。"人们在寻找食物的过程中发现了各种食物和药物的功效，认识到许多食物可以药用，许多药物也可以食用，两者之间很难严格区分。

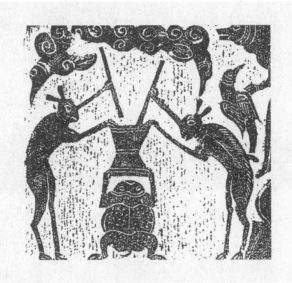

第一节 "药食同源"解读

导　入

小灵："素素，今天我请你吃新鲜上市的荔枝啊。"

素素："哈哈，好啊，谢谢！不过荔枝味道虽美，我们却不宜多吃。"

小灵："苏东坡说过'日啖荔枝三百颗，不辞长作岭南人'，好吃当然要多吃了。"

素素："荔枝是药食两用的水果，有开胃益脾、止呃逆、止腹泻等功效。但它性属温热，多吃容易上火，湿热体质或胃肠功能不佳者，不宜多吃。"

小灵："那身体虚寒、胃寒的人适宜多吃了？"

素素："你不能太极端了，都要适度才好。"

中医学堂

一、药食同源的含义

"药食同源"，是说许多药物与食物之间并无绝对的分界线，既可以食用也可以药用。

古代医家将"四性""五味"药性理论运用到食物、药物之中，这是"药食同源"理论的基础，也是食物疗法的基础。隋朝杨上善在《黄帝内经太素》一书中写道："五谷、五畜、五果、五菜，用之充饥则谓之食，以其疗病则谓之药。是以脾病宜食粳米，即其药也；用充饥虚，即为食也。"反映的就是"药食同源"的思想。"药食同源""寓医于食"，这是中国人从古到今的养生诀窍。

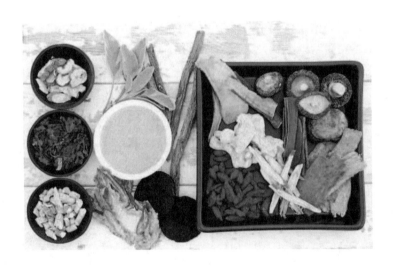

二、正确认识药食同源

1. 药食同源不等于药食无别

我们平时常见的百合、山药、扁豆、山楂等，性质较为平和，既可以作为食物日常食用，又可用以治疗疾病，药食皆宜。但大部分中药药性较为明显，也就是人们常说的药效强、药劲大，服用正确则疗效突出，服用不当则容易出现各种不良后果。"药食同源"并不等于所有中药都可当作保健食品，因此必须严格区别、小心对待。

2. 药食两用不等于随意搭配和进补

有些人喜欢用中药材煲汤，往往根据自己的经验，随意加入人参、何首乌等药材，殊不知"滥用人参，毒如砒鸩"，何首乌使用不当也可导致肝损伤。

中药有"四性五味、寒热温凉"的不同药性，各种不同的食物也有各自特有的药性，如人参性温，适用于寒证；西洋参性凉，适用于热证。荔枝性属温热；桑葚性属甘寒。因此，不可随意进补，应对自身体质有所了解后再有针对性地选择。即使与体质相符，也不可盲目搭配，因为中药讲究炮制配伍使用，药物间需通过正确的配合辅助、相互作用，以提高药效，降低毒副作用。

一个人在病情发作阶段和康复阶段的体质是不一样的，用药、饮食调理都是有差别的。因此，同一种药不宜长期服用，而应该根据节气、体质等的变化来调整用药。

三、我们身边的"食物医生"

1. 红枣

枣自古以来就被列为"五果"之一，因其维生素含量高，有"天然维生素丸"的美誉。民间有"日食三颗枣，百岁不显老""五谷加红枣，胜似灵芝草"等俗语流传。

小小一颗红枣功效强，在中医的方子里，常常见到它的踪影，因为红枣不但能补气养血，还有缓和药性的功能。现代药理研究发现，枣含有糖类、有机酸、维生素等丰富的营养成分，能够提高人体免疫力。

想要面色红润、肌肤润泽，那就每天吃几颗红枣吧。不过生吃时枣皮易滞留肠道不易排出，应细细咀嚼才是，红枣泡茶或煮粥效果也很好。

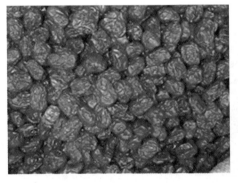
红 枣

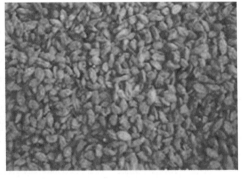
枸 杞

2. 枸杞

枸杞被列为宁夏"三宝"之一。民间有"要想眼睛亮，常喝枸杞汤"的俗语。唐代诗人刘禹锡有诗赞枸杞曰："枝繁本是仙人杖，根老能成瑞犬形。上品功同甘露味，还知一勺可延龄。"宋朝诗人陆游爱用枸杞子泡茶或做羹汤，曾有"雪霁茅堂钟馨清，晨斋枸杞一杯羹"的诗句。他晚年视力仍佳，依然读书、写诗不辍，与喜食枸杞不无关系。

枸杞个头小，作用却不小。《太平圣惠方》中有"服用枸杞长生不老"之说。《本草纲目》称它"久服坚筋骨，轻身不老，耐寒暑"。现代研究表明，枸杞子含有丰富的营养物质与药理成分，具有增强免疫功能、延缓细胞衰老等多种作用。枸杞子一年四季皆可服用，冬季宜煮粥，夏季宜泡茶。

3. 山药

山药是被食用较早的植物之一，古来有"食补山药妙冬春"的谚语，体弱多病的老人从山药收获后开始食用，可一直吃到翌年三四月，以滋补身体、延年益寿。小孩子体质虚弱也可用山药滋补，强健体质，预防疾病。

《神农本草经》中说，山药"久服耳目聪明"。俗语云："气短体虚弱，煮粥加山药。"山药是山中之药、食中之药，不仅可做成保健食品，而且具有调理疾病的药用价值。河南怀庆府所产山药品质突出，被称为"怀山药"。"怀山药"曾在1914年巴拿马万国博览会上展出，蜚声中外。

山药可健脾益胃、补肾强身，增强人的食欲。熬粥时加入一些山药，适当放些糖，可口而美味，男女老少皆宜。

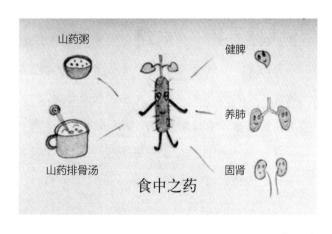

小小紫苏功效大

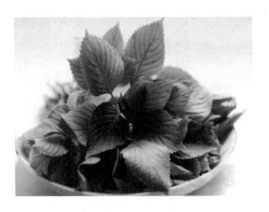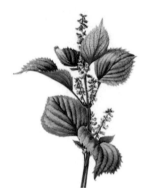

日本料理中，紫苏叶总是和生鱼片、贝类等一起出现。一般人们只将之当作装饰，很少有人吃它。其实紫苏叶与生鱼片搭配起来吃，既美味又有益健康。紫苏性温、味辛，具有解表散寒、行气和胃的功效。因为生鱼片过于生冷，而且有些许腥味，所以食用时配以紫苏可去除腥味、解鱼蟹之毒，它特殊的香味又可增加生鱼片的口感，且不让生冷食物刺激肠胃。另外，紫苏有很强的杀菌防腐作用，可有效预防食物中毒。

紫苏是常见的药食两用之品，作为食材使用可做紫苏鸭、紫苏焖鱼等，在南方的一些地区，还会在泡菜坛子里放入紫苏叶或紫苏茎，用来杀菌防腐。春天食用紫苏叶有助于阳气升发，在农历二三月可采摘紫苏嫩叶直接做菜、做汤等。夏季天气炎热潮湿，人们容易感到胃脘胀闷不适，此时也可采摘紫苏嫩叶做汤食用，可和胃消胀。

紫苏全身都是宝，叶子称为紫苏叶，梗称为紫苏梗，种子称为苏子，是三味常用的中药。

杨吉老生姜愈喉痈

宋朝洪迈的《夷坚志》中记载，广州府通判杨立之喜食鹧鸪。他返回家乡楚州后，突患喉痈，咽喉部红肿溃破、脓血如注，咽痛难耐，寝食俱废，医生们都无法治疗。正好名医杨吉老来到楚州，杨立之便派人请了他来。杨吉老仔细观察杨立之的面色后说："无须诊脉，已晓得病因。这病很特别，须先吃一斤生姜片，才能服药，否则是治不好的。"说罢转身就走了。

杨立之的儿子不高兴地说："咽喉溃破流脓、疼痛难忍，怎能再吃生姜？"杨立之说："吉老医术高明，不会妄说的。先给我一两片生姜吃吃看，如不行，再不用就是。"于是他开始吃生姜，刚吃时觉得姜的味道清甜，越吃越感香甜。吃到半斤的时候，咽喉疼痛渐渐消失，吃够一斤，开始觉出姜味的辛辣，咽喉部脓血已止，米粥入口已无妨碍了。

杨立之又把杨吉老请来，向他道谢并请教其中道理。杨吉老说："你在南方做官，必多吃鹧鸪，此鸟好吃半夏，时间长了，半夏之毒侵及你的咽喉，故喉痛溃流脓血不止。生姜专解半夏之毒，因而让你先吃生姜一斤，所以咽痛脓血皆停止而愈。现病因已除，不必再吃别的药了。"杨立之听后恍然大悟，自此便不再偏食，十分注意平衡饮食。

这个故事中的生姜、鹧鸪均为药食两用品。自古以来，生姜就与人们的生活密切相关，有"早吃姜，胜参汤""冬吃萝卜夏吃姜，少劳医生开药方"等谚语。《本草纲目》记载："鹧鸪补五脏，益心力。"由此可见，药物与食物同源于自然界，受到自然界各种因素影响，各自有相应的性能与功用，用之得当对人体有益，反之则受其害。

　　生姜善解半夏之毒，可谓"一物降一物"。如同自然界中蛇吃青蛙，青蛙吃蜈蚣，倘若三种动物放在一起则会相安无事。生姜和半夏也存在这种制约平衡的关系，在中药配伍中属于"相畏相杀"的关系。

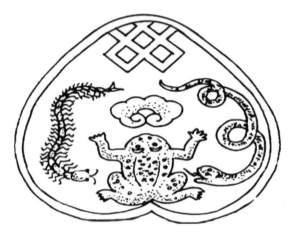

蜈蚣、青蛙、蛇的"三角关系"

　　一般治疗喉痛多用清热解毒之药，但杨立之所患咽疾不是热毒蓄积所致，而是由于生半夏的毒性在他的体内蓄积所致。杨吉老没有遵循常规，而是透过现象找到了病因，并大胆使用辛热解毒之品——生姜，治好了杨立之的病。除了中药知识，这则故事还告诉我们在遇到事情的时候不能只看到表象，要找到背后的原因，有针对性地处理与解决。

名言谚语

1. 饮前不要跑，吃饭莫太饱。饭吃八分饱，到老胃口好。

2. 营养不足，疾病丛生。营养过剩，诱发疾病。

动动脑、动动手

　　课下与家人一起制作厨房"药食同源"小标签，看看家里的哪些食物可归属于"药食同源"。

药食同源

第二节　中医食疗

导　入

小灵："素素，天气这么热，我口干舌燥的，都快中暑了，咱们去买冷饮吧。"

素素："冷饮吃多了会伤胃的，我这有比冷饮更好的东西。"

小灵："是什么好东西？快给我尝尝。"

素素："这是我刚刚泡好的桑菊茶，来品尝一下。"

小灵："啊，这茶真好喝。"

素素："喝完是不是舒服多了？"

小灵："这一口桑菊茶下去，从头到脚都清凉舒服了，味道又这么好，你是怎么做的？"

素素："这是用秋天采的菊花，加上春天采的桑叶，熬制成茶水，并且加入了蜂蜜。菊花可清凉解暑、清心明目，桑叶可疏散风热、清肝利胆，这蜂蜜甘甜纯正，还能够润肠、通便、解毒呢。"

小灵："这茶看着清碧亮丽，闻着菊香扑鼻、沁人心脾，喝着甘甜可口、解渴祛暑，真是回味无穷啊。"

素素："是啊，虽然桑菊茶里只有三种药物，但却是祛除夏暑烦热最佳的茶饮。"

小灵："这小小一杯凉茶中也有这么多学问，看来还要好好学习才行。"

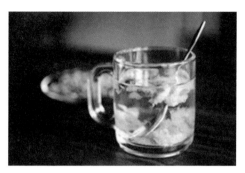

桑菊茶

中医学堂

在上一节中，我们知道了何为"药食同源"。实际上，"药食同源"本是"食居前，药居后"，是从食到药、食药分离与食药兼有的发展过程。可以说，从尝百草到理性认识中药的漫长过程，就是一部药食同源史。经过长期的生活实践，人们逐渐了解了哪些食物可进食，哪些有害不宜进食，通过讲究饮食，使某些疾病得到医治，逐渐形成了"食疗学"。

一、中医食疗

食疗治病最显著的特点，就是"有病治病，无病强身"。食疗利用食物来影响身体机能，是中华民族防病治病、康复养生的一大特色。食疗是以药物和食物为原料，经过烹饪加工制成膳食，用于治疗疾病的方法，它"寓医于食"，既将药物作为食物，又将食物赋以药用价值。

1. 食疗与药物疗法的关系

食疗主要利用食物性味方面的特性，调整机体阴阳，使之趋于平衡。食物最主要的是营养作用，名医张锡纯在《医学衷中参西录》中说："病患服之，不但疗病，并可充饥，不但充饥，更可适口。用之对证，病自渐愈，即不对证，亦无他患。"可见，食物本身就具有"养"和"疗"的作用，因此，食疗法的适用范围很广。

药物疗法主要使用药物，由于药物性质刚烈，如若随便施药，比如虚证用泻药，实证用补药（或热证用温性的药物，寒证用寒凉性质的药物），不仅不能治疗疾病，反而会加重原有的病情，甚至恶化。因此，药物疗法适用范围有局限，主要针对患者，而且用药必须十分审慎。

食疗法和药物疗法各有特长，故在防病治病过程中二者应取其所长，运用于不同的疾病或疾病的不同阶段，相互配合，共同为患者服务。

2. 中医食疗的基本原则

（1）注意整体，辨证施食。

孙思邈《千金方》中有《食治篇》，尤其强调食疗对老年病的防治有重要意义。他提出："为医者，当晓病源，知其所犯，以食治之，食疗不愈，然后命药。"具体来说，形体肥胖之人多痰湿，宜多吃梨、白萝卜、橘子等清淡化痰的食品；形体消瘦之人多阴虚血亏津少，宜多吃滋阴生津的食品。总之，需根据中医"虚者补之，实者泻之"的治疗原则，结合个人体质特点，辨证施膳，不同疾病、不同体质应用不同的食物来进行食疗。

（2）科学烹制，全面膳食。

生活要遵循自然规律，如春季万物始动、阳气发越，此时要少吃肥腻、辛辣之物，应多食清淡之菜蔬、豆类及豆制品；夏季炎热多雨，宜吃些绿豆、西瓜等甘寒、清淡、少油的食品；秋季万物收敛、燥气袭人，宜吃些乳类、蛋类等滋润性质的食品；冬季天寒地冻、万物伏藏，此时宜吃些羊肉、干姜等温热御寒之品。

（3）饮食有节，适量有恒。

饮食需要多样化，荤素搭配，饮食有节。每天进食定时、定量，不偏食、不挑食，做到"早餐好，午餐饱，晚饭少"。

二、食疗的类型

我们天天饮的汤茶、日日用的粥羹中也蕴含着中医补与泻的基本治疗原则，"补虚扶正，泻实祛邪"的食疗养生之道尽在其中，食疗食品的类型也纷繁多样。

1. 米饭里面有学问

粳米、糯米中加入其他食物或药物，如大枣、龙眼肉、山药、党参等，经蒸煮做成八宝饭、参枣米饭，不仅味美而且补气养血。

2. 好粥之道

暑天，人们常食绿豆粥或荷叶粥防暑。身体不适的，可食粥进行调理，如神仙粥、菊花粥等。有粥疗谚语云："若要不失眠，煮粥加白莲；若想皮肤好，粥里加红枣；气短体虚弱，煮粥加山药；心虚气不足，粥内加桂圆。"

3. 高颜值的汤羹

在食疗中汤羹主要起补益滋养作用，如银耳羹、龙眼莲子羹可养阴润肺，佛手阿胶羹可舒肝养血。

4. 色香味俱全的汤剂

煲汤要根据个人身体状况选择温和的汤料。如身体火气旺盛，可选择绿豆、海带、冬瓜、莲子等清火、滋润类食品作为汤料；如身体寒气过盛，可选择参类作为汤料。

5. 中国好凉茶

凉茶"既不凉，也不是茶"，它是以中药为原料制成的一种具有清热解毒、生津止渴、祛火除湿等功效的饮料。俗语"菊花二朵一撮茶，清心明目有寿加""生津安神乌梅好"说的就是菊花茶和乌梅汤。

6. 酒加中药疗效好

酒不宜多饮，但它也是药食两用之品，使用得当，就会有散寒、活血、温胃、助药力的功效。因加入食物或药物的不同，药酒的作用也不同。如酒中加枸杞可补肝肾，加木瓜可强筋壮骨、祛风除湿等。当然，少年儿童是不宜采用这种食疗方式的。

中医书架

百草之王——人参

自古以来，人参有"百草之王"的美誉，更被东方医药界誉为"滋阴补生，扶正固本"之极品。如今，它已成为驰名中外的珍贵药材，上好的野山参更被称为"国药之宝"。

人参因根状如人形得名，是药中珍品，在我国医籍和本草著作中居于特殊地位。《神农本草经》说它："补五脏，安精神，定魂魄，止惊悸，除邪气，明目，开心益智。"《本草纲目》中记载："人参味甘，补元气。"现代医学认为人参还有舒筋活血、补脾健胃、提高机体免疫力等功效。它不但可入药，还可用于加工保健品、浸酒、烹饪、制化妆品等，经济价值较高。

人参的生长习性很特别，生长缓慢，生长期较长，一两重的野山参要长四五十年甚至上百年。野山参对生长环境的要求是极其苛刻的，现在适于其生长的地域屈指可数。由于它在世界范围内分布区域狭小、资源稀少，加之人们不断地索求，愈加变得稀有。我们应格外珍惜大自然馈赠给我们的这份珍贵的礼物，不仅要利用好野山参资源，更要注意保护好生态环境，才能让人参惠及子孙后代。

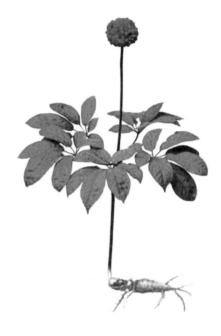

人参的植株

🔘 中医趣谈

药店的由来

中医史上第一家官办药店诞生于宋神宗熙宁九年（1076），由当时大名鼎鼎的改革家王安石批准创建。他命人在开封创设了一家"太医局熟药所"，也叫"买药所"，就是我们现在中药店的前身。

王安石变法期间，各地曾多次发生灾疫，他看到病人痛苦的样子，常深感不安。当他得知病者缺医少药，有些人又趁机制造和贩卖假药时，更是百感交集。这时，有人提议：应该成立一个专门机构，一方面研制一定规格的各种剂型成药，如丸、散、膏、丹，由国家"专利出售"，不许个人或其他部门私自制作；一方面在水旱疫疠之灾时，应给百姓发放药剂。王安石听罢大喜，当即组织专门人员落实。

"太医局熟药所"成立后，不仅方便了病人，也为政府赢得了丰厚利润，得到朝野的一致赞许。虽然王安石变法失败了，但"熟药所"一直保持着良好的发展势头。到宋徽宗崇宁二年（1103），已增开到7所。几年后，5所"熟药所"更名为"医药惠民局"，2所"修合药所"更名为"医药和剂局"。与此同时，类似的药局犹如雨后春笋，迅速在全国各地出现。再后来，随着社会分工的细化，制药和售药渐渐分离，从而出现了专以卖药为业的现代意义上的药店。

名言谚语

1. 吃米带点糠，老小都安康。
2. 家中一碗绿豆汤，清热解毒赛神方。

动动脑、动动手

学习制作桑菊茶，和家人一起品尝。

第三章 / 闻香识药

人人都有自己的个性，每一味中药也有自己的药性。各种各样的药有不同的作用规律，会对人体产生一定的影响；身体所表现出来的偏离正常的生理状态，根据中药药性的特点有针对性地进行治疗，就会逐渐恢复健康状态。

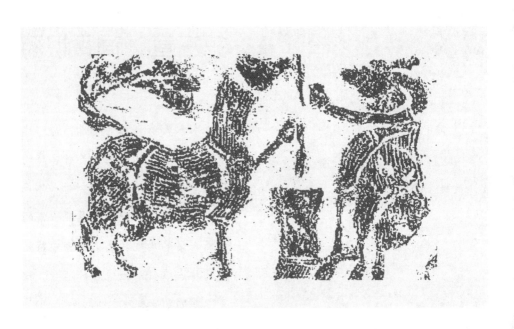

第一节　为何中药能治病

导　入

小灵："咳……咳……"

素素："你不舒服吗？"

小灵："是啊，感冒发烧、流鼻涕、口干、咳嗽，嗓子疼得快冒烟了。"

素素："伸出舌头来我看看。"

小灵："啊——"

素素："你的舌尖发红，舌苔发黄……你流黄鼻涕吗？"

小灵："是啊，你看我擦鼻涕都用了半卷卫生纸了。"

素素："你这是风热型感冒！"

小灵："感冒还分不同类型啊？"

素素："当然了，小小的感冒也要先辨证，才好对症下药。"

小灵："原来如此。"

☯ 中医学堂

一、中药治病的原理

中药能治病，在于它能祛邪去因，扶正固本，协调脏腑经络机能，从而纠正阴阳偏盛偏衰，使人的机体恢复到健康的状态。

1. 利用中药的特性平衡阴阳

中医认为，疾病是由于致病因素作用于人体，引起的机体阴阳偏盛偏衰，脏腑经络机能失常。中药的治病原理在于中药自身具有的特性，正好用来纠正疾病所表现的阴阳偏盛或偏衰，杀灭或抑制细菌的生长繁殖，促进人体新陈代谢，恢复脏腑正常生理机能，达到治愈疾病的目的。

2. 中药治病的关键在于药性

中医把药物多种多样的特性和作用称为中药的药性。《神农本草经》序录说："药有酸、苦、甘、辛、咸五味，又有寒、热、温、凉四气。"中药药性内容包括四气、五味、升降浮沉、归经、有毒、无毒等方面。

对症下药，以药性平衡人体阴阳，恢复人体内在平衡，从而治愈疾病。这就是中医用药治病的基本原理。

二、中药如何平衡阴阳

1. 寒者热之，热者寒之

冬天，当我们不小心受凉，感冒了，如果到太阳底下晒一晒，就会感觉背后暖暖的、挺舒服的。夏天，天气比较热，如果我们到空调房吹吹冷风，就会觉得凉爽很多。"寒者热之，热者寒之"。中医用药，也有这种讲究。

比如治疗感冒的方法，风寒表证使用辛温解表药，比如桂枝汤、麻黄汤、风寒感冒颗粒等，这种方法如同冬天沐浴在和煦的阳光下；风热表证使用清凉解表药，比如银翘片、清开灵、板蓝根等，这种方法如同夏天在空调底下吹冷风。

人体有寒证、热证之分，而药物也有寒热温凉之性，人们利用药物的药性对治相应的病。对寒性病证，选用热药，病情较轻的，选用温性药；对热性病证，则选用寒性药，病情较轻的，选用凉性药。

2. 虚则补之，实则泻之

我们肚子饿了会找东西吃，吃多了会想上厕所，这与中医"虚则补之，实则泻之"原理类似。中医防治疾病，讲究虚补实泻，把失去平衡的阴阳调整到相对平衡的状态。

比如人体病态中的"正虚"和"邪实"，中药要么补虚，要么去实。人体正常的生理活动是脏腑功能正常发挥作用的结果，脏腑的健康在于气、血、阴、阳的平衡，所以，补虚就是补脏腑的气、血、阴、阳，临床上须针对不同的虚证选用相应的补虚药。中药中有补气药、补血药、补阴药、补阳药，如黄芪补气、当归补血、山萸肉补阴、淫羊藿补阳等。对于实证，如由宿便、积食、虫积、血瘀、痰湿、结石等导致的疾病，中药可直接清除，如大黄通便、山楂消食、槟榔去虫、丹参活血、白芥子消痰、金钱草排石等。

中医书架

没写进《本草纲目》的药材

同学们都知道李时珍是明代著名的医药学家，据统计，他的代表著作《本草纲目》记载了多达1892种（一说1897种，本书还是采用传统说法）药物。《本草纲目》是一部具有世界性影响力的药学著作，里面却没有比较常用的"太子参"这味药，这是为什么呢？

相传，李时珍写完《本草纲目》后带着自己的手稿来到了南京，准备请自己的一个好友协助出版。在一家客店投宿时，正好赶上店老板的妻子生病，作为医生的李时珍马上主动给病人诊治。望闻问切之后，李时珍开出药方递到了老板手上，老板却依旧愁眉不展。李时珍正在疑惑之际，老板说道："客官有所不知，我经营这小店的收入养活一家人都很困难，更是没钱买药了。您看，我们吃的饭都是在附近挖来的野菜根啊。"李时珍拿起这个"野菜根"打量了一番，又品尝了一下，说道："这是一种药材，可以用它煮水喝了治病。"第二天，老板带着李时珍来到挖这种"野菜根"的地方，李时珍一看这种药材外形与人参有几分相似，又恰好长在朱元璋太子朱标的墓地附近，就为它取名叫"太子参"。

太子参是一味可以用来益气生津的药物。据说，本来李时珍是想把太子参补写进《本草纲目》的，但是又害怕人们知道了它的神奇效果，都来"太子墓"挖掘，便没有将这味药记载下来。

抓药的由来

我们有了药方，就要到药店去抓药。在药店里，你可以看到司药人员把处方放在柜台上，手里拿着戥（děng）子，到身后药柜上一个格子、一个格子的小抽屉里去抓药。中药都是一剂一剂配的，那怎么叫"抓"呢？

提起抓药，还有一个传说。唐代药王孙思邈经常外出行医采药，无论走到哪里，只要有好的药材，他就不畏艰难地去采药，或进入深山老林，或攀登悬崖绝壁，或穿越河川峡谷。因为采的药材很多，它们的性

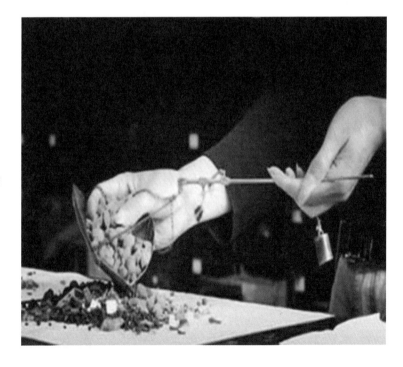

按方抓药

味功用又不相同，所以不能混杂放在一起。为了便于分类放置和使用，他就特意做了一个围身，在上面缝制了许多小口袋，凡采到一种药材，就装到一个小口袋里，使用起来就方便多了。

有一次，孙思邈行医采药来到一个村庄，忽然见到路边有一位妇女躺在地上，嘴里不断发出痛苦的呻吟。原来这位妇女的小腿被狗咬伤了，鲜血直流。他急忙从口袋里拿出一种药来，给她敷上，不大一会儿，妇女小腿上的血止住了，疼痛也减轻了许多。她的丈夫赶来，见此情景，十分感激，忙拜谢药王的救治之恩。

药王就是这样，采药到哪里，行医治病到哪里。他给病人诊断后，就从口袋里拿出药来，因为药物配伍不需要很多，总是从小袋里一小撮一小撮地抓出来，所以人们就称之为"抓药"。

后来有了药店，为了使众多药物不易混杂，更便于分类取药，人们便仿照药王的办法，将药柜内做成一个格子、一个格子的小抽屉，小抽屉里再隔成三个或四个方格，来贮藏放置各种药材。小抽屉的外边写上中药名称，以便记取，免于混淆。直至今天，病人到药店买药，有的地方仍叫"抓药"。

萍水相逢

名言谚语

1. 临病若能三思，用药终无一失。

——清·沈李龙

2. 医不难于用药，而难于认证。

动动脑、动动手

跟家人一起到中药房参观一下，看一看、闻一闻、摸一摸，亲身"感受"一下不同的中药。

第二节　中药的功效

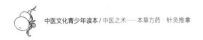 导　入

小灵："阿嚏！阿嚏！"

素素："你这是怎么了？鼻涕眼泪直流的。"

小灵："刚才吃了口芥末。"

素素："哈哈，这感觉如何？"

小灵："顿时感觉鼻子不塞了呢。"

素素："嗯，芥末辛辣，中医认为它有'辛味'，可'通鼻窍'。"

小灵："辛味？"

素素："嗯，我们平时吃的葱、姜、蒜都有辛味。"

小灵："我知道，我知道，辛味有开通、发散的作用对吧？"

素素："恭喜你，学会抢答了……"

中医学堂

1. 中药功效的认定

中药功效认定有的是根据临床验证，有的是根据性味、质地、生长环境、炮制方法等。

比如药物在生长过程中需克服环境中的某种影响，因而具有某种特殊功效。生长在水湿沼泽之地的药物，如莲、菖蒲、泽泻等，多具有利湿化湿的功效；生长在高寒地带的植物，如雪莲、人参等，往往会产生具有温热特性的物质来对抗外界的寒冷，这种具有温热特性的物质，可促进人体的新陈代谢、增强脏腑活动、加快血液循环等，可以用来治疗人体机能衰退而引起的虚寒病。

药物的生长季节也会影响药物功效。桑叶、泡桐叶常要经霜打之后采收，取其秋寒肃杀之气。《神农本草经》记载菊花要"正月采根，三月采叶，五月采茎，九月采花，十一月采实"，取"春生、夏长、秋收、冬藏"之意对应四气的升降浮沉。

不同的自然环境下长成的中药，其药效会有差别，对人体的内在平衡产生不同的影响。

2. 中药的不同功效

古人用四气五味理论来概括中药的不同功能。四气五味理论最早载于《神农本草经》，是指药物的寒、热、温、凉四种药性和药物具有的酸、苦、甘、辛、咸五种不同的味道。

我们吃薄荷糖的时候，咽喉会有清凉的感觉，而吃生姜、花椒时，胃部会有温热的感觉，也就是说我们可以感觉到某些食物作用的部位和特性。薄荷给人清凉的感觉，所以它就是"凉"的，生姜给人温热的感觉，所以它就是"温"的。

薄荷与生姜都具有辛味，辛味具有开通、发散的作用。我们在日常生活中也常用到辛味的发散和开通作用，比如平时受了风寒，鼻塞流涕、头痛恶寒，这时熬上一碗姜汤，趁热喝下，再盖上被子出一身汗，人就会感觉轻松很多。这就是利用了生姜气温味辛的特性来发散风寒。咽喉灼痛，可利用薄荷的清凉作用来治疗；胃部冷痛时，可用生姜或花椒的温热作用来治疗。

总之，我们可以从药物的性味上来判断药物的作用，如酸枣仁、五味子具有酸味，所以有收敛止汗的功效；黄芩、黄连、黄柏具有苦味，所以有清热燥湿的功效；黄芪、熟地、枸杞子具有甘味，所以有补益的功效。

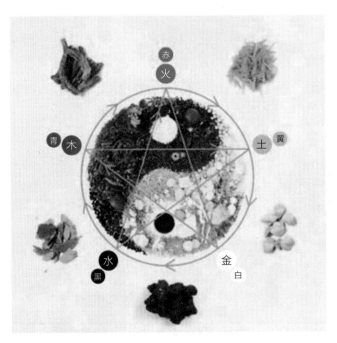

中药药性与阴阳五行

亲尝汤药

刘恒是汉高祖刘邦的儿子，初封代王，后来继承皇位，即汉文帝。史书记载，刘恒是一个有名的大孝子，对他的母亲很孝顺。

有一次，他的母亲患了重病，这可急坏了刘恒，她一病就是三年，卧床不起。刘恒亲自为其煎药汤，并且日夜守护在母亲的床前。每当看到她睡着了，才趴在床边睡一会儿。刘恒天天为母亲煎药，每次煎完，自己总先尝一尝，看看汤药苦不苦、烫不烫，自己觉得差不多了，才给她喝。

刘恒孝顺母亲的事，在朝野广为流传。人们都称赞他是一个仁孝之君。后来有人写诗称颂他："仁孝闻天下，巍巍冠百王。母后三载病，汤药必先尝。"

汉文帝在位24年，重德治、兴礼仪，注重发展农业，使西汉社会稳定、人丁兴旺，经济得到恢复和发展，他的统治时期与汉景帝的统治时期被誉为"文景之治"。后人为了纪念汉文帝的仁政以及孝道，将其列为"二十四孝"之第二孝。

自古道，"久病床前无孝子"，而刘恒却能做到三年如一日。感恩以孝为先，同学们要怀着一颗感恩的心，孝敬父母。

中医趣谈

《镜花缘》中的夏季旅行备急药

同学们在暑假的时候跟家人出去旅行，在出门之前是不是会在行李中放上一些应急的药品呢？

古代小说《镜花缘》中也记载了一种夏季旅行备急药物，叫"平安散"。书中第二十七回，主人公唐敖中暑，多九公便为他取出了小瓶装着的"平安散"。唐敖打开小瓶，倒出了一些药末在手上，只是闻了一会儿，打了几个喷嚏，便感觉舒服多了。

"平安散"由西牛黄、煅石膏、冰片、麝香、蟾酥、火硝、滑石等药物组成，专门用来治疗夏天中暑后头昏目眩或者晕倒，是夏季长途旅行的备急药物，作用与现代的藿香正气水有的一拼呢。

名言谚语

1. 病不可不察隐情，药不可徒拘成法。

——明·倪士奇

2. 吃药不对方，哪怕用船装；吃药对了方，只要一碗汤。

动动脑、动动手

与小伙伴们一起分享、交流下新认识的一两种中药。

第四章 / "百草"变良药

从自然界中采集到新鲜的食材，经过许多道工序，就会成为舌尖上的美味。不同的食材加工方法不一样，搭配处理不一样，味道也就不一样。食物需要加工烹饪，中药也需要炮制和配伍，其实道理是相同的。

凡是药材，入药前必须经过炮制，中药炮制技术关乎药效，《本草蒙筌》上说："凡药制造，贵在适中，不及则功效难求，太过则气味反失。"由此可见，中药炮制可以消除和降低药物毒性、加强疗效，有利于安全用药。中药的魅力体现在临床实践，面对千变万化的疾病，根据病情及药物特点，恰到好处地遣方用药，才能收到满意的临床效果。

第一节 中药为何需要炮制

导 入

小灵："我刚看完《三国演义》，美髯公关云长是我的偶像。"

素素："你的偶像不是李时珍了？"

小灵："也是。等你看完关公'刮骨疗毒'的故事后，也会崇拜关公的。"

素素："我看过了，我也很佩服关公的勇敢，更佩服华佗高明的医术。你知道关公中的什么毒吗？"

小灵："是'乌头之药'。"

素素："那你知道这个乌头是什么药吗？"

小灵："这个……就不晓得了。"

素素："乌头是一种主要产于南方的中药，必须经过炮制才可使用。未经炮制的乌头少量即可使人中毒。"

小灵："这么严重啊！"

素素："是的，不仅仅是乌头需要炮制，很多中药都需炮制之后才能使用的。"

小灵："原来如此，又长知识了。"

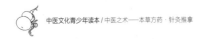

中医学堂

一、中药为何需要炮制

中药炮制是根据中医药理论、临床用药需求、药物自身性质及临床调剂的不同需求，所发展出来的一种独特的制药技术。中药炮制技术关乎药效，凡是药材，入药前必经炮制。

中药采收后许多品种不能直接入药，必须通过一些不同方式的加工和炮制才能使用。中药炮制方法多种多样，主要目的有两个：一是增效，二是减毒。

1. 增效

中药中有"逢子必炒""逢子必捣"之说，种子和细小果实类药物炒后，有利于药物有效成分溶出，提高煎药的效果。

让我们以中药炮制法中的"炙"法来举例说明吧。"炙"是指把药材与液汁辅料同炒，使辅料渗入药材之内的一种炮制方法。蜂蜜有滋阴润燥、补虚润肺、解毒、调和诸药之功，蜜炙款冬花、紫菀等，可增强其润肺止咳作用。酒

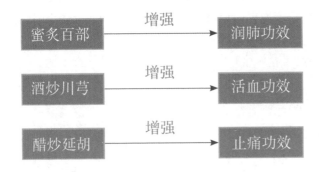

为"百药之长",酒炙可引药上行,增强药物活血通络的作用。醋炙能增强药物入肝经、疏肝理气止痛的作用。盐炙可增强入肾经、泻肾火的作用。

2. 减毒

降低毒性,使有毒药材"弃恶从善"。我们知道巴豆泻下、有大毒,常去油制霜,以降低毒性,缓和其泻下作用。乌头、附子等天南星科的植物,炮制后可降低毒性、保证疗效。半夏加生姜汁炮制,变成姜半夏,就可降低毒性,变成常用的止呕良药。

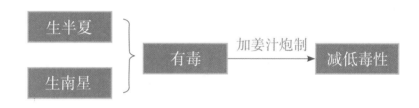

二、炮制方法不同,则功效各异

我们知道,从自然界中采集新鲜的食材,制成一道道舌尖上的美味,中间往往要经过许多道工序,从采收、清洗、切制到炒、蒸、煮等,食物需要加工烹饪,中药则需要炮制配伍,其实过程是类似的。

中药炮制方法不同,功效就会不一样。下面,咱们举几个例子,来看一下。

1. 山里红——山楂

北方的冬天,街上常见一种可口的小吃——冰糖葫芦。冰糖葫芦的主要原料就是山楂,配以蜜糖,吃起来味道甜甜酸酸的。平时我们肉食吃多了,吃几颗山楂有助于消化，因为山楂有消食化积的功效，可化饮食、消肉积。

山楂是药食两用之品，不同制法的山楂功效不同。

（1）生山楂

摘下山楂，除去杂质，切片烘干。炮制山楂原是去果核的，明代医家提出"核有功力不可去"，故有两个制品："山楂"是整个带核山楂，"山楂肉"是去了果核的山楂肉。一般我们现在多用带果核的"山楂"。这种山楂，除了消食导滞，还可活血化瘀。

（2）炒山楂

取干净的山楂，置炒制容器内，用中火加热，炒至颜色加深，取出放凉。炒山楂，其活血化瘀作用降低，主要作用是消食导滞。炖牛肉时放入几颗山楂，就很容易炖烂，是因为山楂有很好的消肉食作用。

（3）焦山楂

取干净山楂，置炒制容器内，用中火加热，炒至外表焦褐色、内部焦黄色，取出放凉。焦山楂酸味减弱，苦味增强，长于消食止泻。很多儿科专家在治疗孩子食积伴腹泻时，多选用焦山楂。

另外还有蜜制山楂，适用于脾虚食滞的患者。红糖制山楂，可以和血散瘀，适用于产后血虚瘀血等。

2.厨房常备之品——姜

生姜是厨房里常见的药食两用典型代表，但生姜和炮制后的姜，作用却不大相同。

（1）生姜

既是炒菜时必不可少的作料，又能发汗解表，治疗风寒感冒轻证。除此之外，人们用吃生姜来防晕车、晕船，或将生姜片贴于"内关穴"，有明显的效果，因此姜有"呕家圣药"之誉。

（2）干姜

生姜切片后晒干，可温中散寒。

（3）炮姜

将干姜砂烫至鼓起，或武火炒炭，可温经止血。

3. 云锦花纹——何首乌

何首乌是中药生熟异治之品的典型代表。生品何首乌切开断面，可以看到漂亮的云锦花纹，云锦犹如树木的年轮，记载着何首乌的年龄。百年何首乌"生泻熟补"。生用可解毒、截疟、润肠通便。经过炮制后的何首乌，才能真正起到补肝肾、益精血、乌黑发的效果。

何首乌一定要在专业人士的指导下服用，避免出现毒副反应。有些人为了保健、乌发，自行购买、使用何首乌生品。实际上，如果长期、超量服用生品或未经有效炮制减毒的何首乌，会大大增加发生毒副反应的风险。

从上面的例子可以看出，中药炮制对中药原料药性的改变是很大的，一些有毒副作用的中药，未经炮制，是绝不可以拿来乱用的。即使炮制过的中药，也需要中医医生的指导才可以使用。

如法炮制

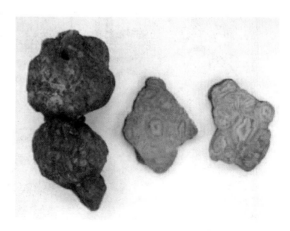

何首乌切面的云锦花纹

中医书架

此雷公非彼雷公

——雷敩（xiào）与《雷公炮炙论》

说到"雷公"，看过《西游记》的人肯定印象深刻，好多小妖精描述孙悟空为"毛脸雷公嘴的和尚"。我们这里说的"雷公"——雷敩，跟孙悟空没有什么关系，而是中药界一位有影响的人物。

雷敩是我国南北朝时期著名药物学家，著有《雷公炮炙论》，我们现在有些炮制方法就是沿袭了此书中记载的方法，在该书中称制药为

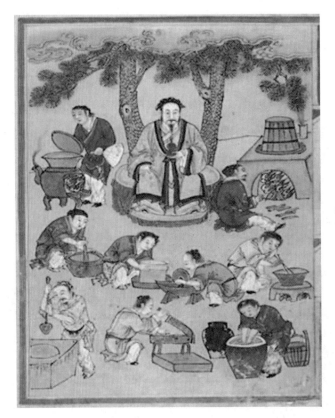

《补遗雷公炮制便览》

"修事""修治""修合"等，记述净选、粉碎、切制、干燥、水制、火制、加辅料制等法，对净选药材的特殊要求也有详细论述，如当归分头、身、尾，远志、麦冬去心（此处的"心"是指根类药材的木质部或种子的胚芽等），其中有些方法至今仍被制药业所采用。此书总结了南北朝刘宋时期以前的中药炮制技术和经验，是中国历史上对中药炮制技术的第一次大总结，对后世影响极大。历代制剂学专著常以"雷公"二字冠于书名之首，反映出人们对雷氏制药法的重视与尊奉。

中医趣谈

四大名著与中药

中国古典四大名著是《红楼梦》《西游记》《三国演义》和《水浒传》，古代的读书人都粗通医理，这四部书的作者也不例外，所以四大名著中都有不少的篇幅提到了中药。

《红楼梦》描写了大量的医学活动，据统计，《红楼梦》中涉及的医药卫生知识共计290多处，5万余字。其中医学术语161条，病例114种，中医病案13个，方剂45个，中药125种，甚至还有3种西药。一部小说中包含如此丰富的医药知识，这在中外文学史上是十分罕见的。

《西游记》的作者吴承恩显然也是一个"中医迷"，在《西游记》第三十回，他用中药名写了一首诗来表达唐玄奘的情怀。其诗曰：

自从益智登山盟，王不留行送出城。

路上相逢三棱子，途中催趱马兜铃。

寻坡转涧求荆芥，迈岭登山拜茯苓。

防己一身如竹沥，茴香何日拜朝廷？

　　这首诗选用了益智、王不留行、三棱子、马兜铃、荆芥、茯苓、防己、竹沥、茴香九味中药名，都暗合《西游记》的情节。"益智"指的是奉命取经的矢志不渝的信念；"王不留行"指的是唐太宗亲自为唐僧践行；"三棱子"指的是孙悟空、猪八戒、沙和尚这三个徒弟；"马兜铃"正是唐三藏师徒与小白龙马一起匆匆赶路的形象和声音；"茯苓"是指西天如来佛祖；"防己""竹沥"指唐僧心地清净、一尘不染，像新采的竹茎经火炙后沥出的澄清汁液；"茴香"谐音回乡，指取经成功返回东土大唐。借中药名称巧妙地紧扣小说的主要情节，令人不禁拍案叫绝。

　　《三国演义》与中医的联系，大家自然也耳熟能详，那就是描绘了一代名医华佗的行医事迹，他发明的麻沸散是世界上最早的麻醉药物。

　　《水浒传》中有四十余处涉及中医。第二十一回中，宋江喝醉了酒，下属为其奉上了一碗"醒酒二陈汤"，这便是中医经典名方"二陈汤"，可以用来解酒与保健。后来有一回宋江吃鱼吃坏了肚子，还专门差人给自己抓了一服"六和汤"，才恢复了健康。

名言谚语

1. 治病必先识病，识病然后议药。

——清·喻嘉言

2. 好药不在多，是药三分毒。

动动脑、动动手

1. 谈谈自己对中药炮制的认识。

2. 选一味中药，收集其不同炮制方法和功效，并制作成小卡片。

以毒攻毒

第二节　中药需要配伍使用

导　入

小灵："素素，我的厨艺大长，有空可以来我们家蹭饭了。"

素素："哈哈，好啊好啊。"

小灵："最近跟我妈学习了'烹饪大法'，现在一般的煎、炒、蒸、煮等都不在话下。"

素素："进步很大嘛，值得表扬，继续努力。"

小灵："我现在发现中药炮制跟做饭很类似，另外我还学会配菜了呢。"

素素："是啊，烹饪中有主菜、配菜，中药里有配伍，有君药、臣药。"

小灵："哈哈，学好烹饪就可以举一反三了。"

中医学堂

一、中药为何需要配伍使用

在中医药萌芽时期，人们一般采用单味药物治疗疾病。随着药物品种越来越多，人们对药性特点及疾病的认识逐渐深入，又由于疾病病情错综复杂，用药也就由简入繁，出现了多种药物配合使用的方法。配伍用药的规律逐步被总结了出来。

按照病情的不同和药物的特点，有选择地将两种以上的药物配合应用叫作中药的配伍。将药材按照"君臣佐使"的原则组合成为一个整体，用以调节机体。

医生在给病人开药方的时候，常将几种作用相同或不同的中药放在一起配伍使用。中药为什么要配伍使用呢？主要目的在于增强药力，控制药物毒副作用。

两个不同体质的人都外感风寒，其中一个只是怕冷、发烧，另外一个还有头痛、嗓子痛、流鼻涕等症状。因此，在治疗疾病时，不仅要治标，还要治本；不仅要治疗主要症状，也要照顾到次要症状。在治疗用药时，应采取"急则治其标，缓则治其本"的原则。

二、中药配伍之"君臣佐使"

下面，我们以治疗伤寒表证的代表方剂——麻黄汤为例，来了解一下什么是中药配伍的"君臣佐使"。

麻黄汤中臣桂枝，杏仁甘草四般施。

发汗解表宣肺气，伤寒表实无汗宜。

一个国家兵强马壮、政令通畅、君臣关系和谐、各司其职，敌人是不敢来犯的。即使面对强大的敌人，调兵遣将，大家联合起来立马就把他打跑了。这就是中药配伍使用的原理。本草配伍如同高手对弈，处方疗效一看是否对症，二看处方中配伍组方是否合理和有法度，不同的本草相遇和配伍，便有千变万化的可能。中药通常适宜配伍的规律是一君、二臣、三佐、五使，药中君、臣、佐、使之间相互支持、制约。

君：一个国家之中君主最重要，所谓"一山不能容二虎"，所以，一个国家也只有一个君主。麻黄汤中的君药就是麻黄，发汗解表、宣肺平喘，对主症起主要治疗作用。

臣：一个好汉三个帮，君主的帮手就是大臣、文武百官。麻黄汤中的臣药是桂枝，可助麻黄发汗解表、温通经脉。

佐：朝廷中有不少佐助政事的人。麻黄汤中的佐药是杏仁，可提升麻黄降

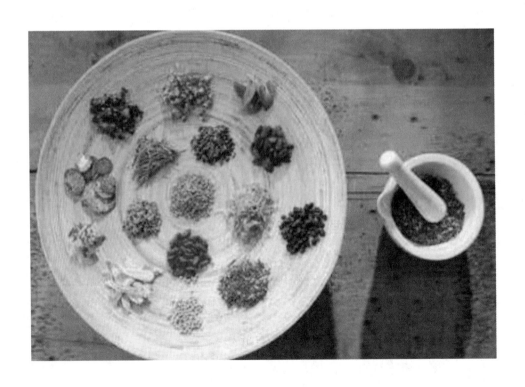

气止咳、宣肺平喘的功效。

使："两国交战，不斩来使"，在古代，国家都有使者专门负责与邻国信息的沟通和关系的协调。中医药方中常用使药甘草来调和诸药，使药就是我们常说的"药引子"，可以引导诸药直达病变部位或调和诸药药性。

麻黄汤一方诸药合用，有发汗解表、宣肺平喘之效。

"君臣佐使"是中医进行复方配伍时遵循的一个重要原则，形象地表明中医处方中各味药的不同性质和作用，高度概括了中医遣药组方的原则。而具体的药方如何配伍，应由医生根据每个病人具体的病情来定。

三、中药配伍禁忌之"十八反""十九畏"

某些药物合用会产生剧烈的毒副作用或降低甚至消除药物本身的疗效，因而应该避免配伍使用。配伍禁忌包括"十八反"和"十九畏"等。"反"与"畏"都是对中药配伍禁忌较为形象的说法。"十八反"和"十九畏"为历代医家所论及，其含义也略有不同，有一部分内容与如今的实际应用并不相同。

1. 十八反

"十八反"歌诀首见于金代张子和的《儒门事亲》。

十八反列述了三组相反药：

甘草反甘遂、京大戟、海藻、芫花；

乌头（川乌、附子、草乌）反半夏、瓜蒌（全瓜蒌、瓜蒌皮、瓜蒌仁、天花粉）、贝母（川贝、浙贝）、白蔹、白芨；

藜芦反人参、沙参（南沙参、北沙参）、丹参、玄参、苦参、细辛、芍药（赤芍、白芍）。

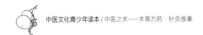

后期出现的《本草纲目》及《药鉴》等书所记，"十八反"内容略有出入。

2. 十九畏

"十九畏"歌诀首见于明代刘纯的《医经小学》。

其主要内容为：硫黄畏朴硝，水银畏砒霜，狼毒畏密陀僧，巴豆畏牵牛，丁香畏郁金，川乌、草乌畏犀角，牙硝畏三棱，官桂畏石脂，人参畏五灵脂。自宋代以后，"相畏"关系也被列为配伍禁忌，与"相恶"混淆不清。

上述配伍禁忌，只供用药时参考，不是绝对的。在古今配方中也有反、畏同用的例子，如甘遂与甘草同用治疗腹水，可以更好地发挥甘遂泻水的药效，党参与五灵脂同用治疗胃脘痛，可以补脾胃、止疼痛，而药效无损。这些问题有待我们今后进一步探索。

君臣佐使

有个性的中药材

同学们都知道每个人都有着与众不同的个性，那么，中药材也有个性吗？当然有了，它们的个性就是药材本身所具有的药性。

《聊斋志异》的作者蒲松龄还写过一部叫作《草木传》的剧本，在这个剧本中，他运用了拟人的手法，剧中的角色都用药材充当，将药材人格化、情节故事化，把一味味中药材搬上了戏剧舞台。

其中大黄是典型的泻下之药，所以大黄在剧本中的性格就是勇猛刚毅；菊花是清热的药物，所以菊花的性格就是清高素寒；甘草的药性比较缓和，所以它的性格就是老成持重。

除了对药性的介绍，剧本中还利用角色之间的冲突来说明药物之间的相生相克关系。比如说，剧本中提到甘草与"逐山寨"大王海藻、京大戟、甘遂、芫花之间有着尖锐的矛盾，这其实就是来源于中药中的"十八反"，诸如此类的例子在书中还有许多。

《草木传》中的角色对白、唱词以及所用道具，无一不是由药物及相关含义组成，内容包括性能、功用、产地、形态、炮制方法等诸多方面。

《草木传》通过人物性格、冲突将药物的药性及相关知识形象地呈现在了人们面前，寓中医药知识于娱乐之中，起到了很好的中医药科普效果。

高俅与"口香糖"

高俅是《水浒传》中恶贯满盈的奸臣，在白虎节堂陷害了八十万禁军教头林冲，把他逼上梁山。口香糖在我们的日常生活中并不少见，那么高俅与口香糖之间有什么联系呢？

这就要追溯到北宋时期了，当朝皇帝宋徽宗是个昏庸的君主，他上早朝的时候并不听文武大臣奏事，却喜欢听高俅说话，不管高俅说什么，他似乎都兴趣盎然。大臣们都很生气，也很费解。后来，高俅的随从说出了真相，原来是高俅在上朝前都会在嘴里含上一小块儿叫作母丁香的中药，这个药材有香味。当他走到皇帝面前说话的时候嘴里就会发出香气，所以皇帝喜欢听他说话。知晓了其中奥秘后，文武大臣们在上朝时也会含上一块母丁香，再向皇帝奏事。

当然，上面只是一个故事，现实比它复杂得多。母丁香又叫作"鸡舌香"，散发着微微的香气，可以用来治疗口臭，这也就成了最早的"口香糖"。

因势利导

名言谚语

1. 甘草外号叫国老，解毒和药本领高。
2. 杜仲强腰筋骨健，茯苓利水治失眠。

动动脑、动动手

与小伙伴们一起制作些中药卡片，来一场中药配伍游戏，看谁配得正确。

妙手回春

除了中药，针灸等自然疗法也是中医体系的重要组成部分。

中药、针灸等一般综合运用，宜针则针、宜药则药，有时则需要多种疗法配合。让我们循着自然疗法的幽径，一起探索银针、艾灸等是怎样妙手回春，帮助我们更好地生活的吧。

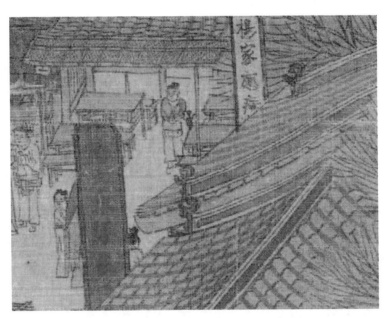

《清明上河图》中的"杨家应症"药铺

第五章 / 奇针妙灸

　　针灸由"针"和"灸"构成，其内容包括针灸理论、经络穴位、针灸技术以及相关器具。针灸的形成、应用和发展过程，具有鲜明的中华民族文化与地域特征，是中国传统医学的神奇瑰宝。我们用来形容人医术高明的成语"药石济世"之"药"，指的是中药；"石"，便是指针灸。《针灸甲乙经》记载："脏寒生满病，其治宜灸。"诗圣杜甫曾写道："羸瘠且如何，魄夺针灸屡。"针灸不仅被国人信赖，而且已走出国门，在世界范围内得以弘扬。本章将带你了解神奇的中医之术——针灸。

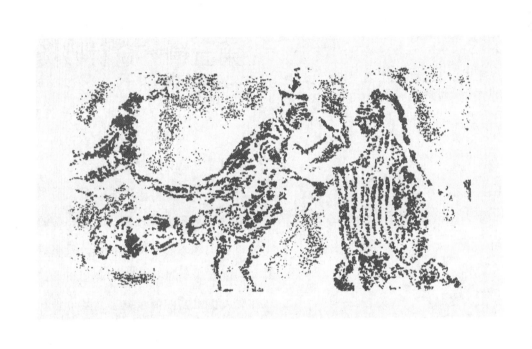

第一节　针灸的起源和发展

导　入

小灵："素素你知道吗？我国传统医学的治疗手段之一——针灸，目前已传播到世界各地了。"

素素："我知道，其实，针灸自远古时代就有了。"

小灵："啊？远古时代就有针灸了吗？那时候有针吗？"

素素："当然，考古学家证实，针灸在新石器时代就有了，那时候的针具叫'砭石'，是一种古老的医疗器具。"

小灵："听起来很有意思，好想'穿越'回远古，去看看那时的针灸是什么样子呢。"

中医学堂

一、针灸的起源：远古时代被"碰"出来的文明

1. 针法：砭而刺之

在原始社会，由于我们的祖先居住在阴暗潮湿的山洞，还要经常与野兽搏斗，所以多发风湿和创伤痛。他们偶然发现，这些疼痛的部位，用石头捶打或碰撞流血后，原来的痛楚会减轻或消失。于是，当部落中有人出现类似病痛时，人们就开始主动地去刺激那些部位，甚至进行放血，以求减轻或治愈病痛。这种自发的疗法，渐渐演变成现在的针法。

《黄帝内经·素问》曾有记载："东方之域……其病皆为痈疡，其治宜砭石，故砭石者，亦从东方来。"这就是远古时期人类以砭石代针治病的佐证。

2. 灸法：热而熨之

灸法的产生与火的发明和使用相关。人们发现身体某一部位的病痛受到火的烘烤后得到缓解，人体也会觉得舒适。比如，马王堆汉墓出土的《五十二病方》中记载，在治疗尿闭病时，用干草或者干柴烧一堆火，然后让患者背对着火堆，烘烤背部，这种治疗方法即是灸法的早期应用。

经过长期的生活、生产实践，最终，人们选择了易燃而具有"温通经脉"作用的艾叶作为灸治的材料，对人体表面进行温热刺激，从而使灸法和针刺一样，成为防病治病的重要方法。随着医学的发展和进步，灸法的方式也变得丰富多样。

"砭而刺之"发展为针法，"热而熨之"发展为灸法，这就是针灸疗法的起源。

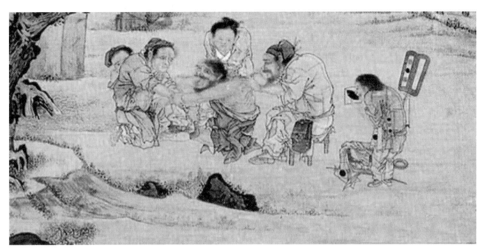

《灸艾图》/〔宋〕李唐

二、真金不怕火炼——针灸的发展

针灸历经了数千年的实践，它的发展与我国名医扁鹊、华佗、皇甫谧等等分不开，也与众多的医学经典分不开。在信息极不发达的时代，能与名医接触的机会很少，典籍就变成了人们学习了解针灸的主要途径。让我们沿着针灸典籍之路，来了解针灸的发展历程吧！

1.《黄帝内经》

《史记·扁鹊仓公列传》中记载，名医扁鹊用针灸方法医好虢（guó）国太子的"尸厥病"（突然晕倒，不省人事，像死去一样）；因而，被人称赞有"起死回生"之术。这也说明，在先秦时期，针灸术已经运用于疾病的治疗。

战国时代基本成形的《黄帝内经》，是我国最早的医学典籍之一，相传为黄帝所写，因此得名《黄帝内经》。其实，《黄帝内经》并非一人所作，而是由我国历代医家传承增补发展而来的。其中的《灵枢》又被称为《针经》，较为完整地论述了经络腧穴理论、针法、灸法和临床治疗等，对针灸医学做了比较系统的总结，为后世针灸学术的发展奠定了基础。

2. 皇甫谧与《针灸甲乙经》

皇甫谧所著的《针灸甲乙经》是我国现存最早的一部理论联系实际的针灸学专著，是我国晋代以前针灸学之大成。说起皇甫谧著书的过程，可以用一个成语概括，那就是"久病成医"。

皇甫谧抱病期间，读了大量的医书，尤其对针灸学产生了浓厚的兴趣。随着研究的深入，他发现以前的针灸学书籍深奥难懂而又错误百出，不便于学习和阅读，于是他结合自身的体会，并对《黄帝内经》《名堂孔穴针灸治要》等书进行悉心钻研，摸清了人体的脉络与穴位，写成了《针灸甲乙经》。

对针灸的钻研不仅使他恢复了健康，也为我们留下了《针灸甲乙经》这样一部珍贵的医学典籍。该书对于中国针灸学的发展起到了很大的促进作用，一直被认为是学习中医的必读之书，唐代太医署曾采用其为官方教科书。

3. 针灸铜人与《铜人腧穴针灸图经》

针灸在宋朝时十分盛行，但仅仅依靠书籍和图本学习针灸，没有立体直观的形象参考，学习难度可想而知，而且容易出现错误。针灸铜人和《铜人腧穴针灸图经》就在这种背景下应运而生。

这个任务是由在翰林医官院任职的王惟一完成的。王惟一经过三年的努力，撰成《铜人腧穴针灸图经》（简称《铜人经》）一书。后来，他又遵从宋仁宗的诏命根据《铜人经》铸成针灸铜人两尊。这两尊铜人是世界上最早的国家级经络穴位形象化标准，堪称价值连城的"国宝奇珍、医中神器"。

4. 针灸成为"人类非物质文化遗产"

2010年11月，联合国教科文组织保护非物质文化遗产政府间委员会将中国申报项目"中医针灸"列入"人类非物质文化遗产代表作名录"。这意味着国际社会对针灸的肯定，为以针灸为代表的、拥有数千年历史的中华传统医药文化走向世界树立起一座里程碑。

针灸发展大事记：

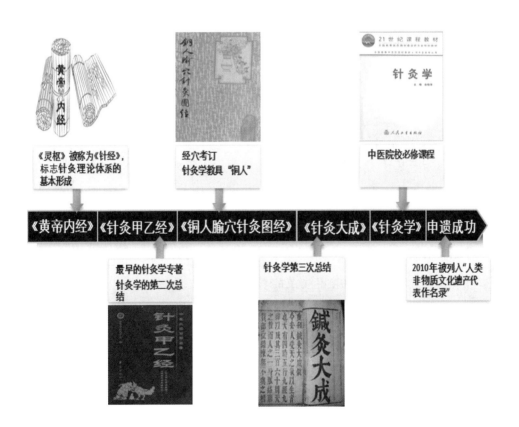

《灵枢》被称为《针经》，标志针灸理论体系的基本形成

经穴考订
针灸学教具"铜人"

中医院校必修课程

《黄帝内经》 《针灸甲乙经》 《铜人腧穴针灸图经》 《针灸大成》 《针灸学》 申遗成功

最早的针灸学专著
针灸学的第二次总结

针灸学第三次总结

2010年被列入"人类非物质文化遗产代表作名录"

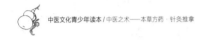

中医书架

针灸巨擘王雪苔

在针灸发展的历史长河中，出现了很多针灸名家，他们为针灸发展做出了卓越的贡献。进入20世纪，世界将目光聚焦到非药物疗法时，给予我们传统的中医之术——针灸更多的关注。于是，我们看到，伴随着半个世纪的风风雨雨，针灸界的许多重大事件、重要发展都与一个人密切相关，他就是王雪苔教授。

《古代针灸源流考》《针灸史提纲》《针灸史图录》是王雪苔针灸发展史研究的三部曲，至今还无人能出其右。《古代灸法考》一文，全面总结了中国古代灸法，填补了灸法研究的空白，为后人的进一步研究奠定了基础。

王雪苔在学术上虚怀若谷、兼收并蓄，牢牢把握现代针灸学术发展方向，为针灸在国际的传播架桥铺路。王雪苔对针灸发展趋势的把握，来源于其对针灸学术发展史研究的深厚功底。王雪苔为针灸事业的发展奉献了自己毕生的精力。他以执着的追求、深邃的思想、渊博的学识和精干的能力，始终站在学科发展的潮头。

中医趣谈

针灸铜人

2010年，在上海世博会中国馆，一尊在国际舞台展出的中医教学模型——"针灸穴位单跪铜人"格外引人注目，被人们称之为"稀世珍宝"。

　　1023年，宋仁宗赵祯接到大臣关于针灸误诊的奏折，下了一道圣旨，命令御医王惟一重新校对整理针灸学专著和"创铸铜人为式"。经过几年的不懈努力，王惟一完成了《铜人腧穴针灸图经》，并根据"传心岂如会目，着辞不如案形"的圣谕，于天圣五年（1027）铸造出了两尊一模一样的针灸铜人，后称之为"天圣针灸铜人"。

　　"天圣针灸铜人"最奇特的功能是"针入汞出"，可直接用于"医官技能考试"。考试之前，由专人将水银注入铜人体内，并在铜人全身涂上一层黄蜡，经脉穴位被完全遮盖。考试时，令被试者取穴进针，如果取穴部位准确，针进水银出；如果取穴有误，针就不能入。考官依据铜人体内水银流出次数的多少确定考生是否通过考试。

　　后来，明英宗朱祁镇决定依样重铸一尊针灸铜人。针灸铜人铸成后，被安置在明太医院署的药王庙前，后人称之为"正统针灸铜人"。

名言谚语

　　1. 知针知药，固是良医。

——唐·孙思邈

　　2. 夫针须师乃行，其灸凡人便施。

——南北朝·陈延之

动动脑、动动手

　　1. 想一想，与针灸有关的成语有哪些？

　　2. 去图书馆搜集一下针灸铜人的资料，与同学们交流对针灸铜人的看法。

第二节　欲善其事，先利其器

——认识中医针灸器具

　　小灵："既然针灸的出现与考古发现的'砭石'相关，那么，针灸只用砭石吗？"

　　素素："当然不是的。"

　　小灵："那针灸的时候还要用到哪些器具呢？"

　　素素："我只知道针灸有各种各样的针具，其他的就让我们一起来学习一下吧。"

中医学堂

一、针具

中医学针灸的施术与独特的针具关系密切。针具的发展与科技的发展亦是息息相关的，从简陋的砭石、草木刺、骨针，发展到金属针具，再到现代精密的针灸仪器，针具的发展已经与现代技术接轨，渐渐趋向无痛化和无菌化。

1. 砭石——能治病的石头

战国时期，秦国国君秦武王有病，召请名闻天下的扁鹊来给他治疗。武王把自己的病情告诉扁鹊，请扁鹊予以治疗。可是，秦武王的近臣出来劝阻，说扁鹊未必能治好，万一出了差错，大王会耳不聪目不明。扁鹊听了，把治病用的工具一摔，对秦武王说："君王既跟懂得医理的人商量治病，又让不懂医理的人从中作梗，若您也如此治国理政，那必将会亡国的！"秦武王听了，心悦诚服地让扁鹊给他治病。当时，扁鹊想用针灸疗法治疗秦王，他用来给秦王治病的工具便是一块砭石。

砭石是我国古代使用的一种原始的医疗器具。人类在旧石器时代仅能够使用稍经敲打的粗糙的天然石块作为生产劳动的工具，尚无专门的医疗器具。在与疾病痛苦做斗争时，只能本能地利用自己的双手揉按抚弄，以解除病痛之

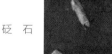
砭　石

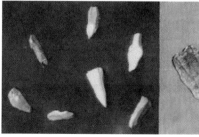

苦。新石器时代，人类逐渐摸索掌握了磨制石器的技术，能够制造出较旧石器时代更精致的多种石器，此时出现了用于解除病痛的石头——砭石。

砭石是我国最古老的治疗器具之一，是针灸针具的鼻祖，金属冶炼技术逐渐成熟后，被"九针"取而代之。

现代研究表明，砭石可以刺激人体穴位，达到医治疾病，缓解病痛的效果。当然，它只有被以正确方法合理运用到适合位置才能发挥其功效。

2. 九针

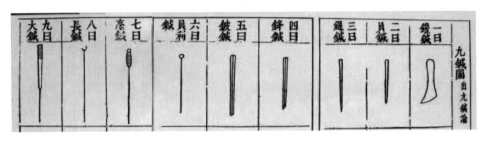

古代九针

人类发明冶金术后，金属针具就出现了，这大大推动了针法发展，针具也发展成九种针形，用于对各种疾病的治疗，称为"九针"。古代九针包括：镵针、圆针、鍉针、锋针（三棱针）、铍针、圆利针、毫针、长针、大针。现代较常用的针具要数毫针和锋针。

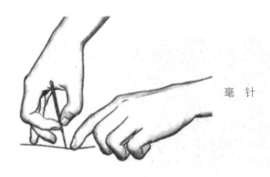

毫 针

毫针，因为细如毫毛而得名，古书记载毫针，说它或如"蚊喙"，就是说毫针像蚊子的嘴那么细。在九针之中，毫针是最微小的一种，却也是功用最多、应用最广的一种。

古代的制造技术比现在要落后很多，但古人们要尽力去制造出这么细小的针治病，可见毫针的重要性。古时，砭石多用于切痈排脓，这几种情况均为病症的后期，因此，人们希望用毫针疏通经脉、调理气血，在发生疾病之初就予以治疗，从而防微杜渐。

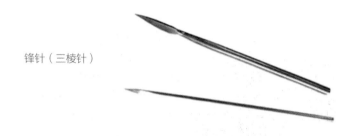

锋针（三棱针）

锋针（三棱针）也是常用的针具，是用于刺破出血的针。用锋针刺激患者身体上的一定穴位或浅表血络，放出少量血液以治疗疾病的方法称"刺络法"，也称为"刺血络"。我国古代放血治病法历史悠久，华佗就曾用针刺放血治疗曹操的"逆气病"。此法具有泻热祛邪、通络止痛、祛瘀消肿、调和气血及镇静等多种功能。

《旧唐书·高宗纪》记载，唐高宗患头痛，痛苦不堪，侍医秦鹤鸣建议采用三棱针放血来治疗高宗的病。武则天在一旁叱责说："这人应该治罪，君主头上怎么能刺血呢？"唐高宗说："我头痛太厉害，试试未尝不可。"于是，秦鹤鸣在高宗头上的百会穴针刺放血，结果使高宗头脑清爽、疼痛消失。

宋代，此法被编入针灸歌诀《玉龙赋》中。金元时期，张子和《儒门事亲》中写的针灸医案，几乎全是关于针刺放血取效的。他认为"针刺放血，攻邪最捷"。直接把瘀血放掉总比用药物去活血化瘀的效果要快得多，而且不用担忧药物的毒副作用，常常能够取得更好的疗效。不过，同学们要记住针刺放血必须由专业医师来操作，才能达到疗效，切不可盲目模仿。

现代各种针具多由九针发展而来，例如师怀堂教授研制的"新九针"就包括磁性圆梅针、毫针、梅花针、三棱针（锋针）、铍针、锋勾针、锟针、镵针、圆利针、火针等，已不止是九种针具了。

二、灸

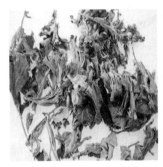
艾 叶

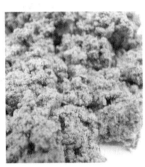
艾 绒

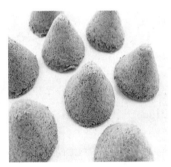
艾 柱

艾与我们的日常生活关系密切，民谚说："清明插柳，端午插艾。"农历五月初五的端午节，我们要包粽子、划龙舟，屋檐房门上还要插艾"驱邪"。其实，艾并不能"斩妖除魔"，但它确实可以入药。李时珍之父李言闻的《蕲艾传》称赞艾叶"产于山阴，采于端午，治病灸疾，功非小补"。

早在春秋战国时期，人们就已经开始使用艾作为灸具，《诗经》中记载："彼采艾兮。"《孟子》中说："犹七年之病，求三年之艾也。""艾灸"即是中医针灸疗法中的灸法。它是用艾条、艾绒或其他药物放置体表的穴位或疼痛处，借火的温和热力及艾绒或其他药物的药力，通过经络的传导，达到治疗疾病、防病保健、养生美容之功效。早期的灸法多为用艾绒直接放置于穴位烧灼，易生灸疮，不仅痛苦，还会遗留瘢痕。所以，现在已经很少使用了，实践中多用无瘢痕灸。

《黄帝内经·灵枢》说："针所不为，灸之所宜。"《医学入门》亦说："药之不及，针之不到，必须灸之。"可见灸法很早就被人们所重视，由于其安全性高、无毒副作用、养生保健效果好，因此流传很广。

中医书架

《十一脉灸经》

《十一脉灸经》，包括《足臂十一脉灸经》与《阴阳十一脉灸经》两种帛书，是马王堆三号墓出土的十几万字的帛书中，与针灸经络关系比较密切的内容，是迄今发现最早的、较全面记载人体十一条经脉循行路线及所主疾病的著作。并且，《足臂十一脉灸经》与《阴阳十一脉灸经》所记载的治疗方法都仅有灸法。

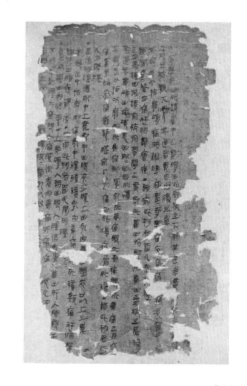

总体上看，《十一脉灸经》的记载反映了当时经脉的概念很原始、很简单，还没有形成上下纵横联络成网的经络系统的概念，但是《十一脉灸经》这些记载与《黄帝

内经·灵枢·经脉篇》中十二经脉的理论有密切的渊源关系，为我们了解在《黄帝内经》成书以前的经络形态提供了非常宝贵的资料。《十一脉灸经》的出土是针灸学术领域的一件大事，凭借这一古老帛书的记载，有关中国早期经络的形态、走向、所主病证的种种推测，终于有了较为可靠的依据，诸多的谜团终于有了破解的可能。《十一脉灸经》的出土为学人苦苦寻觅的针灸经络的发展源头，揭开了一层神秘的面纱。顺着它的指引，执着的人们将在追求古老针灸科学真谛的道路上前进得更远。

中医趣谈

头上的"过目不忘丹"

每当到了期末考试的时候，面对着好几门科目，同学们是不是恨不得自己能够练就过目不忘的本领呢？其实啊，在人身上就有可以让人"过目不忘"的穴位。这个穴位叫作"四神聪穴"，一共有四个，以头顶部百会穴为中点前、后、左、右各旁开一个大拇指的距离。一看名字就知道，按摩这个穴位可以让人变得更加头脑清醒，同学们在下次考试复习的时候可以尝试一下哦。但是也千万不要忘了，平时认真学习、积累知识，才是考试取得好成绩的关键呀。

古墓奇方——
五十二病方

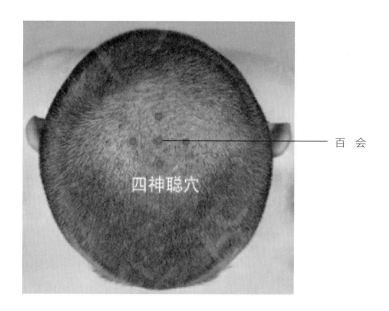

百 会

四神聪穴

名言谚语

1.针灸拔罐，病去一半。

2.春捂秋冻，无病无痛。

动动脑、动动手

1.思考一下，砭石是普通石头磨制而成的吗？

2.复习一下，"九针"中最常用的是哪一种。

第三节　针灸是如何治病的

——经络穴位解读

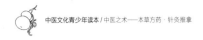

　　小灵："针灸用的针具有些比平常用的绣花针还要细呢，扎在身上怎么能有效呢？"

　　素素："你说的是'毫针'吧，它虽然很细，但扎在身体正确的位置上会有大作用。"

　　小灵："哪里才是正确的位置呢？"

　　素素："正确的位置就是中医所讲的经络和穴位呀。"

中医学堂

一、经络穴位

1. 什么是经络

《黄帝内经》中，有一个重要的概念，那就是"经络"。

经络是经脉和络脉的总称。经脉的"经"，有路径、途径之意；络脉的"络"，有联络、网络之意。对于站立的人来说，经多是纵向的，是长的，分布在四肢、躯干和五脏六腑；而络密布于人体的皮肤腠理之间，"支而横者为络"。如果把人比喻成一座城市，那么经络就是遍布城市的道路，经是城市的主干道，而络则是支线、胡同等无数条小路。主干和支路，共同构建起人体的经络，"脉"是这种结构的总括概念。

经络存在于人体，影响着我们气血的运行，是我们看不见但又确实能够感知到的东西。《黄帝内经·灵枢》上说："夫十二经脉者，人之所以生，病之所以成，人之所以治，病之所以起"，"经脉者，所以能决死生、处百病、调虚实，不可不通"。意思就是，人的生命、各种疾病的产生和治疗、身体虚实的调整都离不开经络，经络不能不通。

2. 什么是穴位

穴位是古人在长期的医疗实践中陆续发现的。远在新石器时代，我们的祖先就已经使用砭石来割刺放血、割治脓疡，或按压、叩击、热熨体表，或在体表某一部位用火烤、烧灼等方法来减轻和消除伤痛。久而久之，人们逐渐意识到，刺激人体的某些特殊部位具有治疗疾病的作用，这就是穴位被发现的最初过程。

如果说经络是无数条路，那么穴位就像是这些路上的站点。重要的穴位是大站，其他的穴位是小站。人体的站点，关联着人体的各条经络。站点拥堵，则交通瘫痪，同样，穴位不通，气血运行就会受阻，身体就会出现不适。

二、经络穴位的名称

人体经络，是气血运行的通道。这个"大家族"，主要包括十二经脉、十五络脉、奇经八脉，还有孙络、浮络等。十二经脉加上奇经八脉中的任、督二脉，合称"十四经"，是经络系统中的最主要的组成部分。

归属十四经脉的穴位被称为"十四经穴"；未归入十四经脉，但有名称和位置的穴位被称为"奇穴"；其他既无固定名称，也无固定位置的穴位被称为"阿是穴"。

孙思邈在《千金方》中提到："凡诸孔穴，名不徒设，皆有深意。"细细琢磨，穴位命名各有其内在的含义，包罗万象，神奇而有趣。有的以天文学上的日月星辰而命名，如日月穴、上星穴等；有的以地理名称结合穴位的形象而命名，如承山穴、少海穴等；有的以动植物名称来比喻穴位的形态，如鱼际穴、鸠尾穴等；更多的还是以人体部位、生理功能来命名，如大椎穴、气海穴、血海穴等。

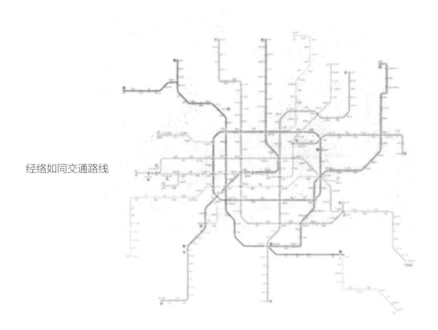

经络如同交通路线

三、经络穴位的作用

经络和穴位的知识看似复杂，其实早已渗透到我们的日常生活中。

举个例子：人在悲痛的时候，往往会哭天喊地、捶胸顿足。为什么要捶胸呢？从医学的角度可以这样解释：因为胸口有一个穴位叫作"膻中穴"，人悲痛时，气就郁结于此。敲打膻中穴，就可以把郁气赶出来，心情就会改善，所以悲痛时捶胸是人体的一种本能反应，是对身体机能的自我调节。为什么要顿足呢？因为咱们脚底下有"涌泉穴"，顿足可以打开涌泉穴，令肾的精气充沛。肾之精气振奋升起，人就会从郁闷之气中解脱出来。

古籍中说："灵台无动谓之清，一念不起谓之净。"可见"灵台穴"有修身养性的作用。古人说："神者，智之渊也。""神庭穴"有提神醒脑的作用。还有，当我们感到头昏脑涨的时候，用手指轻轻点按"太阳穴"一会儿，会感到神清气爽，等等。

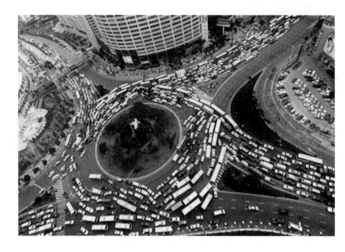

经络不通如同道路堵塞

　　穴位是分布在经络上的一个个气血汇聚点。通过刺激穴位，可以疏通经络，使气血顺畅，五脏六腑自然能够得到气血更多的滋养，更积极地为身体服务。

中医书架

阿是穴的由来

　　人体的穴位一共分为三种。第一种叫作经穴，指的是位于十二经脉以及任督二脉上的穴位，有经脉归属和固定的位置，就像公交车一样，经络就像它行驶的路线，而穴位就是一个又一个的固定停靠站牌。第二种叫作经外奇穴，指的是不在十二经脉及任督二脉上，但是也有固定位置的穴位。第三种叫作阿是穴，这些穴位既没有经脉归属，也没有固定的位置，在针灸治疗时，由医生根据病人的情况选择一个疼痛明显的穴位进行针刺。

　　阿是穴这个名字听起来怪怪的，它是怎么来的呢？相传，它的发现者是"药王"孙思邈。

　　有一天，孙思邈正在家中写书，突然有个人急匆匆地跑进了他的书房，对他说："孙大夫，您快来看看吧，我的邻居老陈病得很严重，疼得都要昏死过去了。"孙思邈听后，马上带好银针背上药囊跟着那个人到了老陈家。此时的老陈疼得正满地打滚，孙思邈望闻问切之后说道："先止住疼痛，再吃上几服中药就会好起来的。"说罢，便拿出了银针为患者针刺止痛。可是奇怪的事情发生了，孙思邈连续用了好几个止痛的穴位，患者的痛感却毫无减轻，孙思邈思忖道：难道只有古医书上记载的穴位可以止痛吗，其他的地方就没有穴位了吗？他想了一会儿，便问病人，你觉得哪里最疼呀，病人有气无力地说："左、左腿。"孙思邈选中了病人左腿一个部位，问道："是这吗？"病人摇头，孙思邈又在附近找了一下，当他按到膝盖附近的一个部位时，病人突然大叫一声"啊——是——就是这儿最疼！"孙思邈于是就将银针在这个部位扎了进去。

　　起针后病人的疼痛得到了缓解，高兴地说："孙大夫，您真是神医啊，这一针下去我感觉身上一阵麻，然后就不疼啦！太感谢您啦！您给我扎的是什么神奇的穴位啊？"孙思邈心想：这根本不是什么穴位啊。便对病人说："你刚刚不是大喊了一声啊——是吗，这就是'阿是穴'呀！"

　　从此以后，阿是穴的名字便流传了下来。这一穴位名称用来指代那些没有固定经脉归属和位置，但是有强烈压痛感的穴位。

中医趣谈

牙痛"手"到病除

同学们有过上火后牙痛的经历吗？有句老话说得好："牙痛不是病，痛起来还真要命。"这就是说牙痛虽然不是什么大毛病，但是痛的时候让你啥也干不了。一般人牙痛之后就会去医院或者吃些止痛药什么的，我们给大家介绍一个穴位，可以对牙痛起到"手"到病除的效果，这就是合谷穴。合谷穴位于手背拇指与食指之间的虎口处，上火之后出现牙痛不止的时候，就可以用一个手的拇指使劲掐揉另一个手的合谷穴，不一会儿工夫，疼痛就会缓解。

不过同学们要注意，合谷穴只对上火之后的牙痛管用，大家可不能因为知道了这个穴位的作用，就肆无忌惮地吃甜食，长了龋齿还得去医院补牙，那可就更难受了。

名言谚语

1. 三分医，七分养，十分防。
2. 运动好比灵芝草，何必苦把仙方找。

动动脑、动动手

快把"阿是穴"的故事告诉身边的小伙伴吧。

第六章 / 自然疗法，中医推拿

推拿疗法，被称为"元老医术"，由摩挲、按跷、按摩等逐渐演变而来，是中医学宝库中一颗璀璨的明珠。推拿疗法作为"以人疗人"的方法，经济简便，不需要特殊医疗设备，易学易用、无副作用，受到很多人的欢迎。如今，老人常常会去医院的理疗室定期保健；年轻人因为工作、学习压力大，也喜欢用推拿这种方式来减压、放松；运动健儿在高强度的运动后可以借助推拿来缓解身体疲劳；小儿推拿更是以疗程短、见效快等优势，得到广大家长的认可。

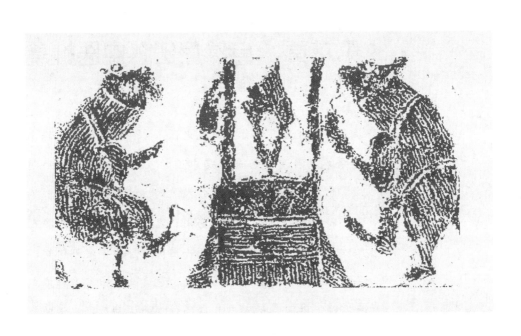

第一节　推拿的"魅力"

导　入

小灵："说到推拿，那我们一点儿都不陌生了，现在大街小巷都有中医推拿按摩店。"

素素："推拿、按摩常常被放在一起，推拿和按摩是一回事吗？"

小灵："不知道是不是一回事。我也觉得很好奇，为什么推拿按摩这么流行？"

素素："那让我们一起来看一下吧。"

中医学堂

一、推拿疗法的起源与发展

远古时期，当人们感到身体冰冷，或因撞击、扭挫、跌损等而引起疼痛时，会自己或让同伴抚摩不适部位以抵御寒冷、减轻伤痛和得到宽慰，于是产生了原始的推拿治疗技术。经过长期实践和不断总结，自发的本能行为发展成自觉的医疗行为，形成了一种古老的疗法——推拿。

推拿古称"按摩""按跷"等。春秋战国时期，按摩疗法开始见于医学著作，如《五十二病方》中对按摩的手法、所用工具、所治疾病已有记载。《黄帝内经》则进一步推动了按摩疗法的发展。《黄帝内经·素问》中说："经络不通，病生于不仁，治之以按摩、醪酒。"指出了若经络不通、气血不通，人体中的某个部位就会出现疾患，这时可以用按摩的方法疏通经络气血，起到治疗的作用。《黄帝内经·灵枢》中讲到的"圆针"，既用于针灸，也用于按摩。

秦汉时期，按摩已经成为中医主要的治疗方法之一。三国时期，开始形成按摩与导引、外用药物配合应用的方法，出现膏摩、火灸。名医华佗曾说："伤寒得始，一日在皮肤，在膏摩火灸即愈。"他还根据虎、鹿、熊、猿、鹤的动作，创造了最早的导引术——五禽戏。

隋唐时期，建立了"按摩医政"，设有"按摩科"。《隋书·五官志》中有关于"按摩博士"的记载，这说明隋代已设有"按摩博士"这一官职。《旧唐书·职官志》载有"按摩博士""保健按摩师""按摩工""按摩生"等。按摩博士在保健按摩师和按摩工的协助下，开始在官府支持下进行有组织的按摩教学活动。此时，一批按摩专著问世，如《按摩导引经十卷》《诸病源候论》，书中均载有导引按摩之法。《唐六典》曰："按摩可除八疾，'风、寒、暑、湿、饥、饱、劳、逸'。"这一时期，已经基本形成了系统的按摩疗法。

宋元时期，按摩疗法得到了进一步的发展，不仅其治疗范围扩大了，而且还被用于催产。宋代庞安"为人治病，率十愈八九"，"有民间孕妇将产，七日而子不下，百术无所效，令其家人以汤温其腰腹，自为上下抚摩，孕者觉肠胃微痛，呻吟间生一男子"。这说明当时按摩对处理难产问题已经积累了丰富的实践经验。

明代是按摩疗法发展的盛世，太医院"医术十三科"中就有"按摩科"。明末，沿用两千多年的"按摩"之名改为"推拿"。这段时期也是小儿推拿发展的鼎盛时期，并形成了小儿推拿的独特理论体系。

推拿疗法作为重要的外治疗法，通过运用丰富多样的手法技巧，对身体表面经络、穴位进行刺激，从而发挥治疗作用。现代推拿手法种类繁多、名称各异，有的以按捏为主，如按法、压法、点法、拿法、捏法等；有的以摩擦为主，如平推法、擦法、摩法、搓法、揉法等；有的以振动肢体为主，如拍法、抖法等；有的以活动肢体关节为主，如摇法、扳法、引伸法等。总共约有一百种，但无论使用哪种手法，都要做到持久、有力、均匀、柔和、深透。

二、推拿疗法的"魅力"

南宋诗人陆游，平生注重养生、酷爱按摩，在其诗文中记载了很多按摩方面的内容，留下了许多有关按摩的佳句。如"抚摩倘有道，四境皆耕桑。我亦以治疾，不减玉函方"（《疾小愈纵笔作短章》）；"病减停汤熨，身衰赖按摩"（《病减》）；"徐行摩腹出荆扉，掠面风尖酒力微"（《晚饭后步至门外并溪而归》）；"一塌解腰卧，四廊摩腹行"（《饭后自嘲》）；"晨兴袖手观空寂，饭罢宽腰习按摩"（《自叹》）；"解衣摩腹西窗下，莫怪人嘲作饭囊"（《早饭后戏作》），由此可以看出陆游对摩腹的偏爱。摩腹可以消食通便，尤其对于消化力弱的老年人，有助于其养生保健、延年益寿。

推拿疗法的一个重要的作用就是疏通经络，如按揉足三里、推脾经可增强消化腺的分泌功能。经常推拿，可增强抵抗疾病能力，对免疫功能低下或变态反应性疾病有较好的治疗效果，对健康人群或亚健康人群也有很好的养生保健作用。推拿疗法这种"以人疗人"的方法，属于现在所崇尚的自然疗法的一种。它的治疗方法简便、无副作用，且效果良好，所以几千年来在我国不断得到发展、充实和提高。推拿疗法的效果已经得到越来越多的认可，并且受到世界瞩目。

虽然推拿简便、安全，但如果对推拿方法、部位等不加以注意，也会使人受到不应有的痛苦。《黄帝内经·素问·腹中论》中记载：当时难以治愈的"伏梁病"，表现是胃脘部出现了脓性包块，此时绝对不能用按摩局部包块的方法，因为过度按压可使脓毒扩散、邪气弥漫、病情恶化，最终可因脓毒败血症而死亡。可见，推拿疗法不能用于所有的病证，临床应根据具体病证选用恰当的治疗手段。

中医书架

苏东坡与"一夜丹田手自摩"

提起苏东坡，大家都知道他是位文学大家，是唐宋八大家之一。在读一些关于苏东坡的传记时，不仅可以看到这位天才人物一生的流离与坎坷，还可以看出苏轼对于中医养生、按摩理疗也很精通。

苏东坡将自己对于中医养生的研究写成了《医药杂说》一书，后被编入《苏沈良方》，其中专门对按摩健身进行了详细论述。如我们现在常提到的"搓脚心"，苏东坡在书中不仅写了具体的操作方法，自己一生也坚持早晚进行脚心的按摩。苏东坡的诗作中有"一夜丹田手自摩"的诗句，说明诗人对于腹部的按摩很有自己的心得，而且通过按摩使身心都得到了良好的调整。诗人本身很是享受这种按摩带来的舒适感觉，所以才会在诗作中吟诵。

中医趣谈

你真的会做眼保健操吗？^{（一）}

说起眼保健操，同学们肯定都说自己会做，因为每天上午和下午的课间都会跟着广播做一遍。那么，你们了解眼保健操的作用吗？知道每一节中提到的穴位在哪里，怎样去做才能达到预期的效果吗？只有了解了这些内容，你才算得上是真的会做眼保健操了。

第一节　按揉攒竹穴

攒（cuán）竹穴，位于眉毛内侧，眉头的凹陷中，这个穴位离着眼睛很近，经常按揉这个穴位，对缓解近视、眼疲劳有着很好的效果。做操时，将两个大拇指的指肚按压在攒竹穴上，其余四个手指自然放松，大拇指跟随着音乐有节奏地轻轻按揉。

第二节　按压睛明穴

一看到睛明穴三个字，大家就会明白这个穴位的作用是让眼睛更加明亮。自然，这个穴位也是保护视力的一个好帮手。睛明穴在内眼角内侧的凹陷里面，做眼保健操的时候，用食指的指肚有规律地按压它就可以起到恢复视力的作用。

第三节　按揉四白穴

四白穴，位于眼眶下的凹陷中，其中的"四"代表了"广阔"的意思，"白"指的是"光明澄澈"，连在一起，就是让周围都可以光明澄澈的意思。顾名思义，这个穴位增强视力的效果非常好，已经戴上眼镜的同学，坚持认真做这一节，说不定可以摘掉眼镜。

名言谚语

1. 常常晒太阳，身体健如钢。
2. 管你伤风不伤风，三片生姜一根葱。

动动脑、动动手

课下与同学们一起根据所学知识，纠正一下以前做眼保健操不准确的地方。

第二节　以手代针的"神奇医术"

——小儿推拿

导　入

小灵："素素，怎么今天这么早就回家了？"

素素："我感冒了，还有点咳嗽，要早点回家去医院，想起打针就害怕，吃药也好苦。"

小灵："原来如此。如果害怕打针的话，可以让家里人带你去推拿哟。推拿不用打针吃药，而且安全有效。"

素素："真的呀？那我快回家告诉他们去。"

推拿讲堂

一、旧时王谢堂前燕，飞入寻常百姓家

小儿推拿古称"小儿按摩"，历史源远流长，是推拿学科的一个重要分支。从晋代葛洪的"捏脊疗法"开始，小儿推拿逐步发展起来。唐代著名医家孙思邈在《千金方》中记载了丰富的儿童保育内容，提到"小儿虽无病，早起常以膏摩囟上及手足心，甚辟风寒"。但是，隋唐时期，按摩主要服务于宫廷，操作手法多以口口相传或师徒传承的形式存在，懂得小儿推拿的医师是很少见的。明朝末年，按摩科被逐出太医院，按摩从此广泛流传于民间。小儿有病，服药困难、针刺怕痛，用推拿疗法能够疏通经脉、调畅气血，适合小儿需要，所以在这期间，小儿推拿迅速发展。当时，儿科推拿名家辈出，小儿推拿专著大量涌现，在治疗小儿疾病方面也积累了丰富的经验，小儿推拿的独特体系开始形成。最早的小儿推拿专著是明代的《小儿按摩经》，又名《保婴神术》，收录于杨继洲1601年著成的《针灸大成》中，标志着小儿推拿开始有了比较成熟的理论体系，这一学科从此走上独立发展之道。

二、小儿推拿今犹盛，琢璞成玉美名传

小儿如初生的嫩芽，形体和生理上均未发育完善，需要特别呵护。小儿发病时，病情来势急，变化多而迅速，但如诊疗及时、护理得当，也容易较快地恢复健康。小儿推拿疗法正以它独特的手法、显著的效果，为儿童的茁壮成长保驾护航。

如果儿童身体不适，可按摩儿童身体的相应穴位，通过刺激经络，使其体内相应的脏腑产生生理变化，从而达到治疗疾病的目的。小儿推拿治疗范围很

广，对发热、感冒、咳嗽、哮喘、流口水、腹痛、腹泻、便秘、厌食、营养不良、夜啼、遗尿等多种常见病有良好的治疗效果。

小儿推拿常用手法有按、揉、摩、推、掐、运、搓、摇，即所谓"推拿八法"。常用手法的具体操作形式的名称也是各种各样，如"开天门""运八卦""二龙戏珠""苍龙摆尾""凤凰展翅""打马过天河""水底捞月""黄蜂入洞"等。

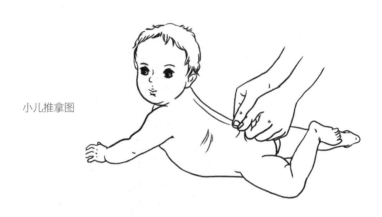

小儿推拿图

中医书架

古代的小儿推拿"使用说明书"

小儿推拿是一种绿色、健康的保健疗法，那么它是如何代替药物治疗的呢？

早在清朝康熙年间，一位著名的儿科医生夏禹铸就在他的专著《幼科铁镜》中写了一篇小儿推拿的"说明书"，这篇"说明书"的名字叫《推拿代药赋》，顾名思义，说的就是推拿如何代替药物来治疗疾病。

这篇文章开篇即说："用推即是用药。"然后，借助常用药物来说明了推拿手法的功用。其中最著名的一句提到："推上三关，代却麻黄肉桂；退下六腑，替来滑石羚羊。"麻黄和肉桂都是温热性质的药物，"推上三关"这个手法实际就是代替这两味药，起到温热作用的；滑石和羚羊角都是用来清热的药物，所以"退下六腑"这个手法是可以清热的。

　　掌握了《推拿代药赋》，也就掌握了小儿推拿的"说明书"，自然也就为自如地使用这种绿色疗法打下了基础。

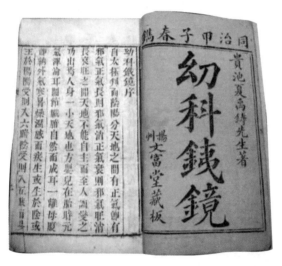

《幼科铁镜》

中医趣谈

你真的会做眼保健操吗？（二）

第四节　按揉太阳穴，刮上眼眶

　　太阳穴位于眼后方的凹陷中，按揉太阳穴除了可以恢复视力，还可以让头脑清醒。在做这一节的时候，应先用大拇指按揉太阳穴，然后两手食指的第二个指节内侧轻微用力，从眉毛里面刮到外面。

第五节　按揉风池穴

在古代的时候，城市的城墙四周，往往有护城河围绕，保护城市不受敌人的侵略。在我们的人体中，也有着这么一个相当于护城河的穴位，那就是风池穴。池，在古代就是护城河的意思，而"风池"，就是抵御风邪的护城河了。该穴位在后脑勺刚刚入后发际的位置，是左右对称的两个穴位。按揉此穴位，可以让我们的头脑保持清醒，还能预防感冒。按揉的时候要把食指和中指并拢，然后用指肚在穴位上有节奏地按揉。

第六节　揉捏耳垂，脚趾抓地

想做好这一节，首先要知道眼穴的位置在哪里，它位于我们的耳垂正中间位置，同学们可能会产生疑问了，明明是叫眼穴，为什么在耳朵上面呢？

原来，中医全息理论认为，耳朵上的穴位可以治疗相对应的身体某一部位的疾病。耳穴在耳朵上的分布就像一个在妈妈肚子里倒立的胎儿，管着头面部的穴位在耳朵的下半部分，管着腿脚的穴位在耳朵的上半部分，眼睛在头上，所以眼穴就在耳垂上面了。

既然叫作眼穴，作用当然是可以让疲劳不堪的眼睛得到休息了，在做这一节的时候应该用双手的拇指和食指的指肚捏住耳垂正中的眼穴，跟随音乐节奏揉捏穴位，同时双脚脚趾做抓地运动。

名言谚语

1. 白天多动，夜里少梦。

2. 睡前洗脚，胜吃补药。

动动脑、动动手

做眼保健操时回忆一下以上穴位的知识，与以前对比一下，看看效果如何。

第七章 / 古之"角法"，今之"拔罐"

　　美国游泳名将迈克尔·菲尔普斯在里约奥运会狂扫五金一银，创造了在四届奥运会获得28枚奖牌纪录的同时，也让全球的观众记住了在他一次次跃入水中时，背上紫色的拔罐印子。这些印子被美国媒体称之为"神秘的紫色圆形图案"。无独有偶，美国体操运动员纳杜也表示："这是让我保持健康的秘密武器。"拔罐为何能火爆奥运会？这种疗法有什么神奇之处？就让我们带着这些疑问，走近奇妙的拔罐疗法。

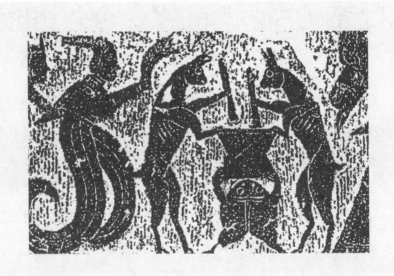

第一节　神奇拔罐知多少

导　入

　　小灵："素素，你有没有注意到，里约奥运会上，有些运动员背上有紫色的印子？"

　　素素："看到了，新闻上也报道了呢，那是拔罐留下的。"

　　小灵："听大人们说，拔罐可以用来'除湿气'。"

　　素素："是呀，拔罐的好处很多，留下的印记颜色不同，表明了不同的身体状态。"

　　小灵："那我们赶快学一学拔罐知识，下次家人拔罐的时候就能帮他们了。"

中医学堂

　　拔罐疗法是以罐为主要工具，利用燃烧、抽吸等方法排除罐内空气以产生负压，使其吸附于穴位或应拔部位的体表，造成充血或瘀血，以调整机体功能、恢复生理状态、祛除疾病的一种外治法。

　　拔罐疗法，古代也称之为"角法"。因为远古时代人们用牲畜的角（如牛角、羊角等）磨成有孔的筒状，刺破痈肿后以角吸除脓血。湖南长沙马王堆汉墓出土的帛书《五十二病方》中，就已经有关于角法治病的记述："牡痔居窍旁……以小角角之……"其中"以小角角之"，即指用小兽角吸拔。据医史文献方面的专家考证，《五十二病方》是我国现存最古老的一部医方著作，这一记载表明我国医家至少在春秋战国时期，已经采用拔罐这一治疗方法。宋代的《苏沈良方》记载了用火力排气法拔竹罐治疗久咳的方法，表明宋代拔罐法的治疗范围已扩大到内科疾病。由于采用竹筒为罐具，当时拔罐又被称为"筒术""拔筒术"。

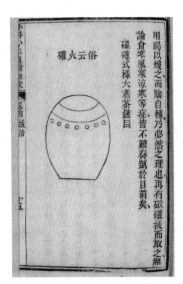

古籍中的火罐

拔罐疗法，并非中国所独有，古希腊、古罗马时代也曾盛行过拔罐疗法。非洲大陆至今还有不少民间医生在沿用"兽角拔罐法"。

拔罐疗法在新中国成立后，不断改进方法，有了新的发展，治疗范围进一步扩大，罐体种类材质也更加丰富，比如现代流行的真空抽气罐，有的罐里还设计有磁极。拔罐作为一种中医疗法，在百姓生活中发挥着重要的作用。

☯ 中医书架

胳膊上的"晕车药"

晕车是让人非常不舒服的，晕车的同学在每次出远门之前都会先准备好一大堆晕车药，带着麻烦不说，效果也不是特别好。其实，咱们的胳膊上就有一个天然的"晕车药"——内关穴，内关穴位于手臂内侧，手掌横纹上三个手指，在两条鼓起的肌腱之间，用手指掐按这个穴位可以迅速缓解晕车的症状，下次再坐车出远门的时候，大家就可以尝试一下这个方法。

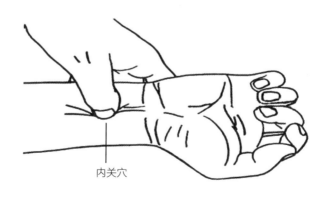

内关穴

中医趣谈

身体强壮的开关

可以说，家人最大的愿望，就是同学们能够身体强壮少生病，所以平时会给大家提供最好的生活条件。除了生活保障以外，人体上还有一个可以让身体强壮的开关呢，打开了这个开关，就仿佛打开了身体强壮的加速器，让同学们吃得香、睡得好、长得快。这个开关就是身柱穴，从这个名字我们就可以看出来，这个穴位的作用就好似身体的中流砥柱。坚持艾灸此处，可以增强人体免疫力、抵抗力，对强壮身体、增强体魄作用是很明显的。身柱穴位于大椎穴向下数三个骨节，同学们，回家后也让家人给你们的身柱穴做艾灸吧！

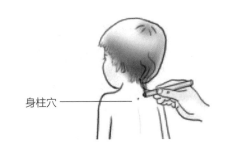

身柱穴————

名言谚语

1. 劳不过累，逸不过安。
2. 大汗莫当风，当风易伤风。

动动脑、动动手

课下欣赏《清明上河图》，找一找图中的药铺，发挥你的想象力，描述下当时发生的故事。

第二节　看罐印，知病情

中医学堂

拔罐疗法具有温经散寒、行气活血、止痛消肿、拔毒排脓等功效。因每个人的体质不同，所以治疗后的反应也不同。如拔完火罐，有些人只会在皮肤上留下淡淡的印记，且很快就能消失；而有些人则要好几天"背"着紫红的罐印。中医认为，拔罐后皮肤局部出现的不同颜色或形态的罐印，可在一定程度上说明身体健康状况，但并非罐印颜色越深效果就越好。

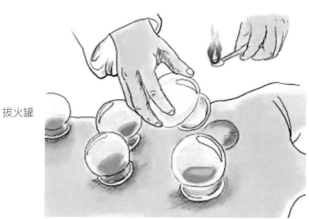

拔火罐

唐代王焘著的《外台秘要》中记载："取三指大青竹筒长寸半，一头留节，无节头削令薄似剑，煮此筒子数沸，及热出筒笼墨点处，按之良久，以刀弹破所角处，又煮筒子重角之，当出黄白赤水……"其中提到的"当出黄白赤水"，被中医称为"罐斑"，即我们常说的"罐印"。

拔罐后的罐印就像交通信号灯一样，每一种颜色都有自己的含义。如从罐印颜色看，罐印色紫黑而暗，说明经络不畅，且有瘀血存在；罐印发紫并伴有斑块，说明有寒凝血瘀证；罐印呈散紫点状，说明有气滞血瘀证；罐印鲜红而艳，说明气血两虚或阴虚火旺；罐印红而暗，说明有热邪；罐印灰白或无颜色改变，触而不温，多为虚寒或湿邪等。

中医书架

《肘后备急方》里的角法

东晋时期的葛洪，字稚川，号抱朴子，人称"葛仙翁"。他自幼十分勤奋好学，常抄书到深夜。少年时，由于父亲去世、家境败落，葛洪靠上山砍柴来换取学习用品。经过长期不懈努力，他终于成为中国历史上有名的道学家、医学家和药物学家。他著有《肘后备急方》，书名的意思是可以常常备在身边的应急医书。书中收集了大量救急用的方子，这都是他在行医、游历的过程中收集和筛选出来的，他特地挑选了一些比较容易采集到的药物，即使花钱去买也都很便宜，一改以往救急药方不易懂、药物难找、价钱昂贵的弊病。

《肘后备急方》中曾提到用角法治疗脱肿，所用的角为牛角。鉴于当时此法盛行，应用不当易造成事故，所以葛洪特别告诫要慎重地选择适应症候，书中强调："痈疽瘤石痈结筋瘰疬，皆不可就针角。针角者,少有不及祸者也。"这显然是有道理的,即使以今天的标准来看,书中所列的多数病证也确实不适合用拔罐治疗。

中医趣谈

可以代替书信的中药

看到这个题目同学们有没有产生疑惑呢?中药不是用来吃的吗,怎么可以代替书信呢?大家别急,让我们来看看下面这个故事。

古时候,有位老母亲思念自己在外经商多年没有归家的儿子,便请村里的老郎中代写一封书信,老郎中听完了这个情况一个字也没有写,到药房里面拿出了一包中药,说:"你儿子看到这个后就会回来的。"老母亲将信将疑地托人把这包药捎给了儿子,儿子起初看到药后非常不解,后来经人指点,便马上收拾行装回家乡去看望老母亲了。

是什么药物迅速激发了儿子的思乡之情呢?原来,这包中药里面一共有四种药材,分别是知母、乳香、当归、熟地,这连在一起就是"知母乳香,当归熟地"了,说的是一定要记得母亲的哺乳养育之恩,应该回到自己生长的熟悉的故乡了。在北京中医药大学的校园里面有一块石碑,上面刻着"熟地当归",也是提醒着毕业生勿忘母校对自己的培育与教导,要常回来看看。

名言谚语

1. 寒从脚下起，病从口中入。

2. 久立伤骨，久坐伤血，久视伤神，久行伤筋，久卧伤气。

动动脑、动动手

去图书馆查找拔罐的资料，和同学们讨论一下，罐印的颜色是不是越深越好？

第八章 / 节饮食，动有形

　　中医之术的神奇不仅仅体现在"针灸""推拿""拔罐"等治疗的手法上，更体现在中医把大自然和人体健康联系在一起的中医特色理论。千百年来，中医之术的智慧结晶仍然给我们以生活的启示。我们经常听到的"饭后百步走，活到九十九""春捂秋冻，不生杂病""冬病夏治"等谚语，都体现了中医顺应自然的生活理念。

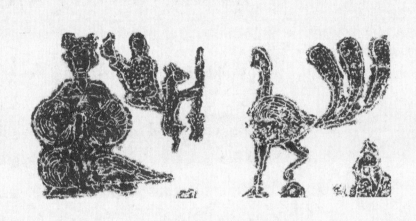

第一节 食之"五"味

导 入

小灵："听说下面的内容我们要学习怎样吃饭和运动，这个还需要学吗？"

素素："哈哈，先别着急呀。运动不仅仅是跑跑跳跳这么简单，食物也是有'性格'的。"

小灵："真的有这么多奥秘？"

素素："我们一起来看看就知道了。"

☯ 中医学堂

合理膳食是维持健康的重要手段，《黄帝内经》中有一篇叫作《生气通天论》，表述了人的生命之气与天地自然息息相关的观点。中医饮食养生的理念和方法不仅仅着眼于小小的人体，而是将人放在宇宙之中，通过合理的饮食生活维持身体的健康，进而达到人与自然协调统一的理想境界。

李时珍说："饮食者，人之命脉也。"维持生存是吃饭最原始最根本的目的。除此之外，饮食也是维持健康的重要手段。饮食可以养生，中国人讲究"食补"，一年四季，滋补食品分别有致，养生滋补是人们在吃的观念上的一种理性升华。

中华民族在长期的饮食生活中，不仅"吃"出了健康强壮的身体，而且形成了花样繁多的饮食文化。饮食所承载的内涵已经越来越多了，它不仅是维持生存和健康的重要手段，也成为文化的载体。

一、食之五味——食物的"性格"

中医认为"药食同源"，很多食物也具有"药性"。从小家人也会教给我们一些和食物有关的养生经验，比如冬天天气寒冷，喝点羊肉汤可以驱寒暖胃；夏天酷暑难当，吃西瓜可以解暑止渴。在不经意之间，我们已经了解了很多食物的药性知识了。

寒、热、温、凉在中医里被称为"四气"或"四性"；酸、苦、甘、辛、咸在中医里被称为"五味"。食物和药物的五味含义是类似的，五味也可以说是食物的五种"性格"，下面就让我们看一看"性格"不同的食物都有哪些功效和作用吧。

1. 酸味

一提到酸味，人们常想到的是醋。很多酸味的食物，都和醋一样有着增进食欲、消食开胃的"性格"。我国著名的醋按产地分有山西老陈醋、镇江香醋等。按品种分有米醋、陈醋、香醋、麸醋、酒醋、白醋、果汁醋、蒜汁醋、姜汁醋等。因原料和制作方法的不同，成品风味迥异。

常饮醋，好处多。适量饮醋可消除疲劳，尤其是饮保健醋可调解血液的酸碱平衡；可促进消化，帮助人有效摄入钙质；可预防衰老、美容护肤。这主要是因为醋的主要成分是醋酸，有较强的杀菌作用，对皮肤、头发能起到很好的保护作用。

另外，乌梅、山楂、木瓜等酸味食物多含有机酸，能刺激胃酸分泌、提高消化酶的活性，增进食欲、消食开胃，在食欲不振、恶心呕吐的时候食用是非常合适的。

2. 苦味

说到苦味，不得不提一提苦瓜了。苦瓜味苦，南方人多食。以苦瓜切片，晒干贮存，可做成治暑天感冒的苦瓜干。

生吃苦瓜，能够更全面地摄入营养成分。另外，近年来研究发现，苦瓜中含有清脂素，生吃有减肥的效果，但每天要生吃2～3根才会有效。如果熟吃，通过开水焯或热油烹调，其苦味会减少一些，大部分人都能接受，但苦瓜的一部分营养成分会流失掉。

苦味食物多含有生物碱、苷类，如苦瓜、杏仁、枇杷叶、茶叶等。苦能燥湿、清热、泻下。

生活中有很多人非常容易"上火"。上火的时候其实也不必非要吃药，如果症状不是特别严重，就可以尝试用食疗的方法调理。在餐桌上增加苦味

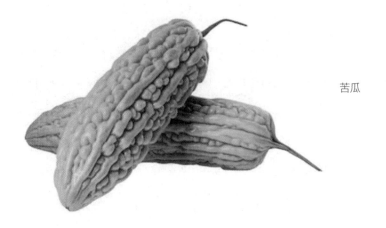

苦瓜

的食物，如苦瓜、苦菜、苦菊等，凉拌、清炒或是煲汤都可以起到清热泻火的作用。苦味的茶饮也是不错的选择，如苦瓜茶、苦丁茶、绿茶等。容易上火的人，可以时常饮用，能够起到预防作用。

3. 甘味

富含糖类的食物味道甘美，所以深受大家的喜欢。甘味的药食大多有

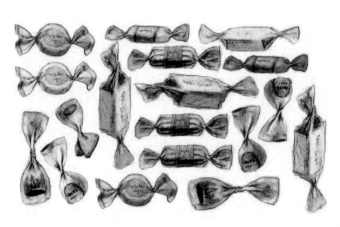

糖果

补养精气、补益强壮作用，如红糖、冰糖、蜂蜜、大枣等。中医所说的甘味食物，不仅指其口感甜，更重要的是要有补益脾胃的作用。在这些食物中，首推大枣和山药，现代医学研究表明，经常吃山药或大枣，可以提高人体免疫力。

4. 辛味

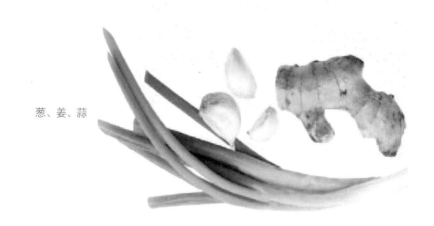

葱、姜、蒜

提到辛味，人们常常会想起辣，实际上辣仅属于辛的一种。辛味食物指的是具有发散、行气作用的食物，常见的姜、葱、花椒、辣椒、薄荷、川芎都属于辛味食材。

生姜，是姜属植物的块根茎，性温。吃过生姜后，人会有身体发热的感觉，这是因为它能使血管扩张、血液循环加快，促使身上的毛孔张开，这样不但能把多余的热带走，同时还把体内的病菌、寒气一同带出。人吃了寒凉之物，或受了雨淋或者在空调房间里待久后，吃生姜能及时消除因肌体寒重造成的各种不适。常吃生姜还可以开胃健脾、防暑消热、杀菌解毒、消肿止痛等。

如果出现了由于某些运动而引起的"运动适应不良症"，吃点生姜就可以使其得到缓解，因为它还具有止恶心防呕吐的作用。有研究证明，生姜干粉对缓解因运动引起的头痛、眩晕、恶心、呕吐等症状的有效率达90%，且药效可持续4小时以上。

5. 咸味

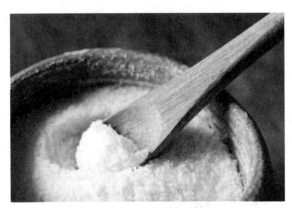

盐

咸味，就是像盐那样的味道。俗语云"好吃离不得盐"，盐有"提味"的作用。咸味主要来源于盐，盐不仅是基本味的主味和各种复合味的基础味，而且它又是对人具有生理作用的重要物质。人要是缺了盐，身体就要出大问题。具有咸味的食物，多为海产品及某些肉类。它们还有消肿散结的作用，如海蜇味咸，有清热化痰、消积润肠的作用，对痰热咳嗽、小儿积滞、大便燥结者很合适。甲状腺结节、痰火结核者则适宜食用海带。猪肉味咸，除能滋阴外，也能润燥，适宜热病津伤、燥咳、便秘者食用。

二、饮食倍，伤肠胃

古人云"吃饭七分饱"，饮食量一定要适中。"适中"是中医学十分重视的尺度，所谓"饮食自倍，肠胃乃伤"讲的就是这个道理。人们在自觉与不自觉之间，把吃饱作为人生的基本目标。殊不知，日积月累的饱食可造成

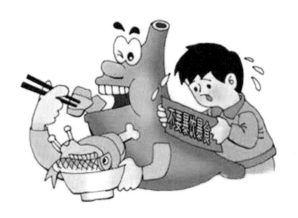

营养过剩，最后导致疾病。营养过剩的疾病俗称"文明病"，诸如冠心病、高血压、脂肪肝、糖尿病、肥胖等等，往往与营养过剩有关。

饮食不当也可以产生很多疾病。同学们易被五颜六色的小食品吸引，整天吃一些膨化食品，或糖块、巧克力，这样自然食欲越来越差，身体也是每况愈下，厌食、腹胀、便秘、腹泻成为经常的事情。久而久之，可能产生面黄肌瘦或者虚胖体软等症状，严重的会经常盗汗、反复上火、不断感冒、扁桃体发炎，甚至咳嗽连连，这时就务必要引起重视了。

中医书架

食不过精，营养均衡

相传，唐朝时，长安城内有几个富翁身患一种奇怪的疾病。他们小腿日趋浮肿，浑身肌肉酸痛麻木，身倦乏力，众医均束手无策，请孙思邈诊治，服药后仍不见转机。孙思邈由于没有揭开谜团，终日甚感不安。

有一天，严太守也患此病，请孙思邈治疗，为了查明病因，他住进严府仔细观察了十几天，只见严太守的贴身家童也同样精神萎靡不振、下肢浮肿，只是比严太守稍轻些。孙思邈百思不得其解，便到厨房内调查。厨师告诉他说，严太守不喜欢大鱼大肉，但他对粮食特别讲究，派人将米面反复加工精碾细磨后才做成主食。随后，孙思邈又去拜访了其他几位同样症状的富翁，发现他们都有喜食精粮的习惯。此时，孙思邈终于找出其中的原因了。他建议严太守把每日主食全改成粗粮糙米，并且将细谷糠、麦麸皮煎水服用。半月之后，病人们竟康复了，精神好转、浮肿全消。消息一传出，人们纷纷赞扬孙思邈真是"天下神医"！

孙思邈在《千金方》中指出："若能用食平，释情遣疾者，可谓良工。"不同食物具有不同的营养成分，机体对各类营养成分都有一个量的要求，摄入多了或少了都不行。如果我们爱吃的多吃，不爱吃的少吃，虽然表面上看食物种类也很丰富，但从营养素的量来看就会发生偏差，破坏了营养的平衡。健康的饮食习惯应按比例摄入各种食物，并注意同组食物之间的搭配，如粗细粮搭配、深色与浅色蔬菜搭配、鱼禽肉类搭配等。营养均衡了，身体才能保持健康。

中 医 趣 谈

背唐诗猜药名

贺知章的《回乡偶书》描述了一位在外漂泊多年的游子回到家乡，却被村口玩耍的小孩儿当成了外来客人的情景。同学们或许不知道，这首诗还可以作为谜面来猜药名呢。那这四句的谜底分别是什么药呢？让我们来分析一下。

少小离家老大回，乡音无改鬓毛衰。

儿童相见不相识，笑问客从何处来。

第一句是说小的时候离开家乡，年龄大了就应该返乡了，所以谜底是"当归"；第二句是变成了鬓发斑白的老人，谜底就是"白头翁"；第三句儿童见到归乡的游子不认识，谜底是"人参"（参为生的谐音）；最后一句儿童询问诗人的故乡在哪，其实这里便是他的出生之地，所以谜底是"生地"。

唐诗可以做谜面，是不是很有意思呢？同学们下课后也可以再查找一下，还有哪些诗词可以作为中药名的谜面。

名言谚语

1.吃药不忌嘴，跑断大夫腿。

2.药补不如食补，食补不如练武。

动动脑、动动手

1.看看饭桌上的食物，想一下它们都有哪些"性格"？

2.与家人一起做一道养生佳肴。

第二节 动之有"形"

导　入

小灵："原来我们吃饭也是有这么多学问的呀。"

素素："是呀。不仅仅是吃饭有学问，运动也一样有呢。"

小灵："啊？运动除了跑跑跳跳、打球游泳，还有别的吗？"

素素："那当然，与中医理论相关的运动方式很多样，我们一起来看看吧。"

中医学堂

在古代，人们已经注意到运动与健康的密切关系，并提倡以运动健身防病。马王堆出土的《导引图》中记载了40多个人物的运动场景，他们不仅摆出各种姿势，而且部分人员还拿有器械。著名医学家华佗发展了通过导引延年益寿的学说，指出"人体欲得劳动，但不当使极尔，动摇则谷气得消，血脉流通，病不得生，譬犹户枢不朽是也"。

中医认为，用导引等运动方式进行锻炼，可以活动筋骨、调节气息、静心宁神，达到增强体质、延年益寿的目的。因此，中医运动方式不断得到充实和发展，形成了融导引、气功、武术、医理为一体的，具有中华民族特色的运动方法，如五禽戏、六字诀、八段锦等。无论用哪种方法来养生，都讲究调息、意守、动形，都以通畅气血经络、活动筋骨来达到调和脏腑的目的。

一、五禽戏

五禽戏为名医华佗所创。华佗行医于民间，颇懂得养生之道，《后汉书·方术列传·华佗传》有华佗"年且百岁，而犹有壮容，时人以为仙"的记载。

华佗认为，适当运动能够促进人体胃肠蠕动、血脉流通，不容易生病，就像门轴经常转动，最终不容易生锈腐烂一样。根据这一理论，华佗创编了中国传统导引养生的功法——五禽戏。《后汉书·方术列传·华佗传》载，华佗云："我有一术，名五禽之戏，一曰虎、二曰鹿、三曰熊、四曰猿、五曰鸟。亦以除疾，兼利蹄足，以当导引。"

五禽即虎、鹿、熊、猿、鸟。五禽戏的动作是模仿虎的扑动前肢、鹿的伸转头颈、熊的伏倒站起、猿的脚尖纵跳、鸟的展翅飞翔而形成。由于这五种动物的生活习性不同，活动的方式也各有特点，或雄劲豪迈，或轻捷灵敏，或沉稳厚重，或变幻多端，或独立高飞。五禽戏通过模仿它们的姿态进行运动，每种动作均左右对称各做一次，并配合气息调理，可以使手足灵活、筋骨舒展，间接地起到畅通经脉、锻炼脏腑的作用，最终达到防病祛病的目的。

二、六字诀

六字诀，是我国古代流传下来的一种养生方法，为吐纳法。它的最大特点是：通过呬、呵、呼、嘘、吹、嘻六个字的不同发音口型，唇齿喉舌的用力不同，以牵动不同的脏腑经络气血的运行。这种吐纳法可充分调动脏腑的潜在能力来抵抗疾病的侵袭，使人体更加健康。

历代文献对六字诀有不少论述，《吕氏春秋》中就有关于用导引呼吸治病的论述。南北朝时期陶弘景在《养性延命录》一书中说："吐气六者谓呬、呵、呼、嘘、吹、嘻，皆为长息吐气之法。"至唐代名医孙思邈，按五行相生之顺序，配合四时之季节，奠定了六字诀治病之基础。

歌云：

> 春嘘明目夏呵心，秋呬冬吹肺肾宁。
>
> 四季常呼脾化食，三焦嘻出热难停。
>
> ……

明代冷谦的《修龄要旨》把六字诀按照五脏的关系与四季配属起来，拓展了其应用范畴，且将六字诀与导引动作相结合。至此，六字诀基本定型。

六字与五脏的对应关系：

嘘—肝　呵—心　呼—脾

呬—肺　吹—肾　嘻—三焦

三、八段锦

源于宋代的八段锦曾是流行于民间的健身方法之一。八段锦可以柔筋健骨、养气壮力，可以行气活血、协调五脏六腑功能，男女老幼皆可锻炼。它包括八节连贯的健身法。八段锦口诀：

双手托天理三焦；左右开弓似射雕。

调理脾胃需单举，五劳七伤往后瞧。

摇头摆尾去心火；背后七颠百病消。

攒拳怒目增气力；两手攀足固肾腰。

中医书架

中医与运动

中医导引吐纳等之所以能健身甚至治病，是因为它有一套较为系统的理论和原则做指导。中医所说的精、气、神，与我们的生命息息相关，中医的锻炼方式也紧紧抓住这三点，以养精、练气、调神为运动的基本原则，所以运动的每一招式，都与中医理论密切相关。

运动要通过锻炼达到强身健体的目的，因此，要注意运动量的大小，运动量太小达不到目的，太大反而会使身体因过劳而受损。孙思邈在《千金方》中指出："养性之道，常欲小劳，但莫大疲及强所不能堪耳。"运动健身并非一期一夕的事，要经常运动而不间断。"流水不腐，户枢不蠹"，只有持之以恒、坚持不懈，才能收到强身健体的效果，"三天打鱼，两天晒网"达不到锻炼的目的。

三兄弟巧论中医药

　　《西游记》中唐僧有三个徒弟，分别是孙悟空、猪八戒和沙和尚。师兄弟三人都有神通，深受大家喜爱，一路上为师父降妖除魔。这三人除了会降妖除魔，还对中药有着自己独到的见解呢。

　　书中有替朱紫国国王诊病一回，孙悟空先背诵了一首"四诊合参诗"，强调了在诊治疾病的时候应该将望诊、闻诊、问诊和切诊综合起来，背完诗他就开始给病人诊脉。经过一番综合分析，他判断出病人是由于惊恐忧思引起的"双鸟失群"之症，还为国王开出了药方——乌金丹，国王服后竟然神奇地病愈了。不仅孙悟空懂中医，沙和尚跟猪八戒也是不甘示弱。沙和尚对大黄这味药理解比较深刻，他说："大黄味苦，没有毒性，它的功效是通行瘀滞，就像可以平定战乱的将军一样。"猪八戒对巴豆这味药也有妙论："巴豆味辛辣，药性是热的，有毒，药力峻猛，是可以攻城略地的将军，但是一般情况下我们是不能用这味药的。"

　　看完这个小故事，大家是不是对这兄弟三人刮目相看了呀，如果从现在开始学，同学们长大后也可以拥有丰富的中医学知识哦！

名言谚语

1. 常打太极拳，益寿又延年。

2. 要想身体健，关键在锻炼。

动动脑、动动手

除了上述提到的运动，你还知道哪些与中医有关的运动养生的方式？

中医之史
中医之本
中医之术

出版人/崔　刚◎策划/张　彤·张元立·匡建民◎责任编辑/戴梅海·朱　琦·范玉峰◎责任校对/刘雅稚·董傲因◎装帧设计/戴梅

山东城市出版传媒集团

济南出版社

ISBN 978-7-5488-2514-2

9 787548 825142 >

定价：36.00元